기적을 부르는
수정파동요법

기적을 부르는
수정파동요법

초판 1쇄 인쇄 2011년 05월 06일
초판 1쇄 발행 2011년 05월 13일

지은이 | 박병기
펴낸이 | 손형국
펴낸곳 | (주)에세이퍼블리싱
출판등록 | 2004. 12. 1(제315-2008-022호)
주소 | 서울특별시 강서구 방화3동 316-3 한국계량계측회관 102호
홈페이지 | www.book.co.kr
전화번호 | (02)3159-9638~40
팩스 | (02)3159-9637

ISBN 978-89-6023-598-4 13510

이 책의 판권은 지은이와 (주)에세이퍼블리싱에 있습니다.
내용의 일부와 전부를 무단 전재하거나 복제를 금합니다.

기적을 부르는 수정파동요법

박병기 지음

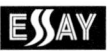

프롤로그

　수정파동요법은 기존의 정체관념(正體觀念)이나 음양오행(陰陽五行), 일반 사주학과는 근본적으로 다른 자연파동요법이다. 주역(周易)의 문자에 근거를 두기 이전의 근원적 파동요법이다. 서양이나 중국의 의술에서는 양자의학에 근거를 두어 인체파동과 동일한 파동기계를 만들어 치유하고 있지만 그것은 국소적인 생체전기의 흐름을 조절하는 기계에 불과할 뿐이다. 수정파동요법은 순수 자연요법이다.

　인간은 육신으로서의 사람이 아니라 또 다른 파동의 생명체라는 것을 알아야 한다. 육신은 영혼을 담는 그릇에 불과한 것이다. 의자(醫者)가 육신의 병에 매달려 생명의 근원을 알지 못하고 증상에만 매달리는 것은 어리석은 우(愚)를 범하는 것이다.

　이 책을 쓰기 전에 많은 고민을 했다. 수정파동요법을 일반 사람들이나 의자(醫者)들이 이해할 수 있을까, 나쁜 방향으로 이해되거나 전달되어 사람들에게 나쁜 파장이 전달되지 않을까, 잡술(雜術)이 되어버리지나 않을까 하는 고민이 뒤따랐다.

세상에는 온갖 종교와 철학이 난무하여 인간을 구원한다고 하지만 그것은 관념의 외침이고 원리만 나열할 뿐이다. 진정으로 중생을 구원할 수 있는 것은 우리 인체에 있는 7개 차크라의 균형을 바로잡아 억압으로 인해 무의식 속에 잠재된 집착, 분노, 무지에서 벗어나 본심을 회복하는 것이다. 그런데 어떻게 본심을 회복해야 하는지, 무의식에서 어떻게 벗어나야 하는지, 병마의 고충에서 어떻게 벗어나야 하는지에 대해서는 오리무중이다.

부족한 점이 많지만 수정파동요법으로 본심을 회복하고 병마의 고충에서 벗어나는 데 조금이라도 도움이 되었으면 한다.

2011년 4월
천성산에서

차 례

프롤로그 _ 4

I 부

1. 수정과의 만남 _ 14
2. 공명파동이란?(수정파동요법을 하는 이유) _ 19
   1) 과거로의 여행 _ 21
   2) 육신에는 기혈(氣血)이 흐르는 길 이외에 영혼(靈魂)이 흐르는 길이 있다 _ 23
   3) 영혼(靈魂)과 육신(肉身)의 만남 _ 24
   4) 우주 탄생의 비밀을 수정파동요법에서 보다(우주의 생성, 소멸을 수정에서 보다) _ 25
3. 우주정신과 만물정신 _ 27
   1) 우주정신과 만물정신의 해설 _ 29
   2) 정(精)·기(氣)·신(神)의 생성과 토화작용(土化作用)의 해설 _ 30
4. 영양을 과다섭취하면 왜 혈(血)의 부족 현상이 일어나는가? _ 34
5. 수정파동요법과 독소 배출 _ 36
6. 정신지체나 자폐는 장애가 아니다(정신지체자나 자폐아는 정상인과 다르지 않다) _ 40
   1) 정신질환자나 지체장애인들이 주(呪)나 만다라 염송을 해야 하는 이유 _ 44
   2) 마음수련법(요약) _ 48
7. 생명현상의 내분비계와 자율신경계의 관계 _ 50

8. 각종 암(癌)의 발생 원인(암은 왜 발생하는가?) _ 52

9. 고혈압은 치유될 수 있다 _ 54

10. 갑상선은 인체의 기능장애일 뿐 병이 아니다(갑상선과 수정파동요법)
 _ 57

Ⅱ부

1. 《천부경(天符經)》과 수정(水晶) _ 62

 - 《천부경》 _ 66

2. 차크라 운동(원운동과 직선운동) _ 67

3. 태아와 차크라 _ 68

4. 수정의 토화작용(土化作用) _ 69

 1) 토화작용에 대한 현대적 해설 _ 72

 2) 토화작용에 대한 고전적 해설 _ 74

5. 수정요법과 동양의술의 만남 _ 76

 1) 수정과 오운육기(五運六氣)의 만남 _ 77

 2) 수정의 상생, 상극 치유 _ 78

6. 미래는 파동의술이다 _ 79

Ⅲ부

1. 개요(수정파동) _ 84
2. 수정파동요법(진정한 의미의 통합치유란?) _ 86
3. 수정파동결합요법이란? _ 89
    1) 수정파동요법 _ 92
    2) 수정파동색깔요법 _ 94
    3) 수정파동온열요법 _ 96
    4) 수정파동온열요법이란? _ 99
4. 수정파동요법 및 기구 _ 102
    1) 수정파동율려(律呂)기구 _ 102
    2) 수정파동온열기 _ 104
    3) 수정파동손발온열기 _ 106
    4) 수정파동온열침대 _ 108
    5) 수정파동명상 House _ 111
    6) 2차크라(하단전) 수정파동온열기구 _ 112
    7) 수정왕관 (1) (2) _ 115
    8) 수정베개 _ 117
5. 수정파동기구로 맑고 아름다운 피부 가꾸기 _ 118
6. 수정파동수란? _ 120
    1) 수정파동수(감로수) 만들기 _ 122
    2) 동종요법과 결합한 수정파동수 _ 123

IV부

1. 수정파동율려(律呂)요법 _ 128
2. 차크라수정요법 _ 130
    1) 차크라와 마음의 만남 _ 131
    2) 수정기본요법(몸 살피기) _ 132
    3) 좋은 수정요법사의 자세 _ 133
    4) 수정요법사의 직관(Sense and Feel) _ 135
    5) 수혜자에게 수성요법의 순서 및 내용을 간단히 설명 _ 135
    6) 수정파동요법을 하기 전 봉헌 _ 136
    7) 감사와 믿음으로 염원 _ 137
    8) 어느 차크라가 차단되었는지 아는 방법 _ 138
3. 차크라 수정요법(전체 요법) _ 139
    1) 부분 차크라수정요법 _ 140
    2) 수정요법을 해서는 안 될 때 _ 141
    3) 수정파동요법 시 주의사항 _ 142
    4) 병 에너지 오염 방지 _ 142
    5) 수정요법을 마치면서 _ 142
    6) 수정요법 후 수정 정화하기 _ 143
    7) 수정의 정화와 충전하기 _ 144
    8) 수정을 자연에 돌려보내기 _ 145

4. 차크라 명상 _ 146

    1) 차크라 수련 _ 148

    2) 수행(修行)의 두 갈래–사마타와 위파사나 _ 148

5. 수정파동과 차크라 명상 _ 152

    1) 명상에 앞선 이완(弛緩) _ 155

    2) 수정파동명상 방법 _ 155

    3) 차크라명상(수정파동시각화 수련) _ 157

    4) 수정파동명상(색깔 요법) _ 159

6. 깨달음의 호흡이란?(차크라 호흡) _ 162

V부

1. 차크라란 무엇인가? _ 168
2. 수정(水晶)이란? _ 193
 1) 수정은 왜 육각으로만 자랄까? _ 195
 2) 수정의 종류 _ 196
 3) 탄생석(誕生石)이란? _ 203
3. 수정의 수맥차단 / 전자파 차단 _ 211
 1) 수맥차단기구(수정피동 울러기구) _ 211
 2) 수정 펜들럼을 통한 직관력 개발(다우징) _ 214
 3) 수정요법 수혜자 잠자리 살피기 _ 215

4. 수정파동 치유 사례 _ 216

5. 수정파동요법 경험일지 _ 219

6. 집필을 마치며 _ 223

〈참고문헌〉 _ 224

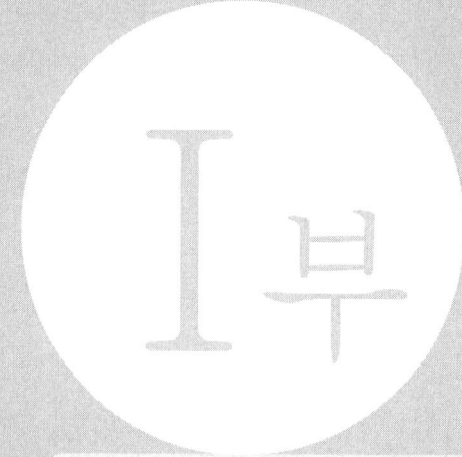

1. 수정과의 만남
2. 공명파동이란?(수정파동요법을 하는 이유)
    1) 과거로의 여행
    2) 육신에는 기혈(氣血)이 흐르는 길 이외에 영혼(靈魂)이 흐르는 길이 있다.
    3) 영혼(靈魂)과 육신(肉身)의 만남
    4) 우주 탄생의 비밀을 수정파동요법에서 보다
        (우주의 생성, 소멸을 수정에서 보다)
3. 우주정신과 만물정신
    1) 우주정신과 만물정신의 해설
    2) 정(精)·기(氣)·신(神)의 생성과 토화작용(土化作用)의 해설
4. 영양을 과다섭취하면 왜 혈(血)의 부족 현상이 일어나는가?
5. 수정파동요법과 독소 배출

미래의 의술은
수정파동요법

6. 정신지체나 자폐는 장애가 아니다

   (정신지체자나 자폐아는 정상인과 다르지 않다)

   1) 정신질환자나 지체장애인들이 주(呪)나 만다라 염송을 해야 하는 이유

   2) 마음수련법

7. 생명현상의 내분비계와 자율신경계의 관계
8. 각종 암(癌)의 발생 원인(암은 왜 발생하는가?)
9. 고혈압은 치유될 수 있다
10. 갑상선은 인체의 기능장애일 뿐 병이 아니다

    (갑상선과 수정파동요법)

1. 수정과의 만남

수정을 처음 손바닥에 얹어보았을 때 그 맑고 깨끗함이 나를 부르는 것 같았고 호기심과 함께 그 진동이 가슴을 떨리게 하였다. 이상하리만큼 수정의 효능에 대해 알고 싶어졌다.

처음에 수정요법(수정파동요법)을 몇몇 분에게 시술해보았다. 그러나 조급증이 많고 의심증이 많은 우리네 마음을 충족시키기에는 수정요법에 대한 인식과 믿음을 갖게 할 많은 시간이 필요한 것 같았다. 5년 동안 꾸준히 동양의술과 접목하여 경험하고 치유사례를 체험해보는 사이에 수정치유(수정파동요법)의 효능에 대한 확신을 갖게 되었다. 더 큰 수확은 육신의 치유뿐만 아니라 정신치유에 많은 효과가 있다는 것을 알게 된 것이다.

수정치유(수정파동요법)에 대한 좀 더 깊은 내용을 알고 싶어 인도, 미국 등 외국에서 시술하고 있는 보석치료(7차크라 힐링요법)에 대한 정보를 수집하여 다양한 방법으로 힐링을 해보고 차크라힐링에 관한 서적과 이론을 많이 읽어보고 체험해보았으나 너무나 추상적인 내용이어서 바로 적용하기에는 현실과 너무나 큰 괴리가 있었다.

본인은 수정파동의 효능에 관해 나름대로 확신을 가지고 있었기 때문에 처음에 손 차크라 활성화를 위해 '수정파동율려기구'를 제작하여 동양의술과 결합하여 수정요법을 시술해본 결과 놀라운 경험을 하게 되었다. 손 차크라를 통해 정(精)·기(氣)·신(神)이 각성되는 것을 보았고, 풍(風)·한(寒)·서(暑)·습(濕)·조(燥)·화(火)의 육기(六氣)가 완화되는 것을 보았다.

또 우주의 생성원리인 블랙홀과 화이트홀이 우리 인체에서 이루어지는 것을 경험했다.

'중앙토(中央土)'의 작용을 보았으며 서양과학에서 우주생성의 천체과학 사진과 똑같은 현상이 손바닥 안에서 증명됨을 보았고, 남사고 선생의 《격암유록(格菴遺錄)》에 나오는 "양궁쌍을지우마(兩弓雙乙知牛馬)"를 보았다. 이러한 경험 이후로 나는 인식을 전환하게 되었다.

나는 이처럼 훌륭한 수정파동요법이 기존 서양의술과 전통의술의 부족함을 메울 수 있을 것이라는 확신을 갖게 되었다.

서양의술, 한의학, 단전호흡, 기(氣)수련 등 다양한 전통의술 및 자연요법 등은 발전을 거듭하여 고통에서 신음하는 많은 사람에게 의료혜택을 베풀고 있다. 그러나 아무리 뛰어난 의술이라도 모든 사람을 치유하기란 쉽지 않다.

현대 서양의술은 국소치료에는 우수하고 뛰어나나 정신적인 면과 인체 내의 六氣(風, 寒, 暑, 濕, 燥, 火)를 제거하는 면에서는 부족함이 있다. 또 한의학에서는 모든 장부와 조직이 서로 유기적인 관계로 이루어져 있다는 정체관념(整體觀念)으로 접근하고 있으나 국소치료와 정신적 치료에는 부족함이 있다. 단전호흡인 기(氣)수련은 호흡이나 일념력(一念力)을 통해 기를 순환시켜 건강회복에 도움을 주고 있으나 인체에 머물러 있는 육기(六氣)의 제거 등 육신 치유에는 부족함이 있다.

나는 전통의술에 결합하여 사용할 수 있는 '수정파동기구'에 관심을 갖게 되어 의료전시회, 미용기구 전시회 등을 참관하여 보았는데 다양한 의료기구들이 나름대로 좋은 점을 갖고 있으나 상처부위(아시혈)를 치료하는 기구들이 대부분이라는 것을 알게 되었다.

필자가 개발한 다양한 수정파동기구를 현대의술이나 전통의술과 접목하여 결합해서 사용한다면 치유요법으로 건강증진에 많은 도움이 될 것으로 믿고 있다.

해설 수정파동율려기구

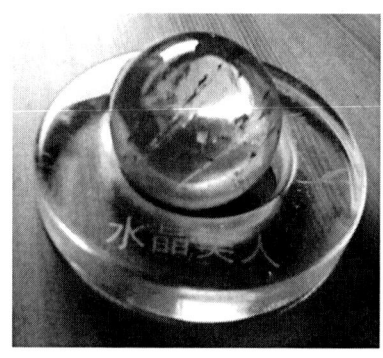

(실용출원)

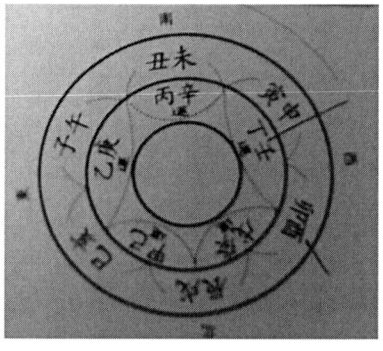

[운(運)과 기(氣)의 교합도]

'수정파동율려기구'는 주역 평면의 운(運)과 기(氣)의 교합도를 '입체화하여 만든 파동기구'이다(다수의 특허).

파동이란 무엇인가?

4차원의 세계가 3차원에 나타날 때 이를 '파동'이라 한다. 즉, 시간과 공간이 완전히 융합된 세계를 말한다. 화엄경의 무애법계(無碍法界), 곧 시간과 공간이 서로 통하는 세계를 말한다. 현대 물리학의 아인슈타인의 특수상대성 이론에 따르면 3차원의 세계에 시간이 접목되어 4차원의 세계가 시작된다.

러시아의 민코프스키라는 학자는 4차원 세계를 공식으로 입증하였다.

$$4차원\ COA = \sqrt{x^2+y^2+z^2} = (ct)^2$$

이로써 만물이 파동으로 연결되어 있다는 것이 증명되었다. 따라서 우리는 높은 차원의 의식과 파동의 에너지를 받아 처음부터 삐뚤어진 아(我)의 생명체를 근원적으로 바로잡아야 한다. 우리의 의식적 마음(집착, 분노, 무지 등)은 물질적 육체에 갇혀 병마의 고통에 시달린다. 우리는 우주의 신성한 파동 에너지를 받아들여 세포 하나하나에도 스며들도록 자신의 마음을 열어야 할 것이다.

파동 언어에 문자를 붙인 것이 주역(周易)이다. 문자를 붙임으로써 주역은 타락의 길을 걷고 있다. 사람마다 각자 나름의 해석을 붙여 잡술, 잡학이 난무하여 부패, 타락해가고 있는 것이다.

우주의 생명 파동력을

힘으로 나타낼 때 기(氣)라고 하고
의식으로 나타낼 때 신(神)이라 하고
형식으로 나타낼 때 정(精)이라 하고

감정으로 나타낼 때 성(性)이라 한다.

그것은 우주생명의 파동 변화에 불과하다. 아인슈타인은 "$E=mc^2$"라고 정의하였으며 파동은 물질과 같다고 했다. 우주의 삼라만상은 고정된 것은 하나도 없다. 모든 것은 움직이고 변화하고 있다.

냇물은 끊임없이 흐르고, 꽃은 계절에 따라 피고 지고, 해는 동쪽에서 떠서 서쪽으로 지고, 거시적인 세계나 미시적인 세계나 모두 파동으로 움직이고 있다. 이 파동은 물질뿐 아니라 정신영역까지 연결되어 있다. 우주의 파동에 주파수를 맞추어야 병마의 고통이 없는 삶을 살 수 있다. '수정파동율려기구' 는 파동의 실체를 알게 하고 우리의 가슴에 응어리진 파동을 풀어주는 데 도움을 줄 것이다.

해설 오운육기도(五運六氣圖)란?[운(運)과 기(氣)의 교합도]

자연계의 원소(木, 火, 土, 金, 水)와 기후[풍(風), 한(寒), 서(暑), 습(濕), 조(燥), 화(火)]가 어우러져 만물을 생성하고 기(氣; 파동)를 발생하는 원리.

(1) 우주 생성의 2가지 원인: 현대 천문학에서 우주 생성의 2가지 원인을 천체 사진을 찍어 증명함
(2) 남사고 선생의 《격암유록》 "양궁쌍을지우마(兩弓雙乙知牛馬)"
조선 시대 천문학자인 남사고 선생은 우주생성과 소멸에는 두 가지 길이 있다고 말했다.
소우주인 인간은 이 두 갈래 길을 알아야 인간의 삶을 알 수 있으며 올바른 삶을 살 수 있다는 뜻이다.
(3) 치료 : 현재 일어난 병을 치료하는 것.
(4) 치유 : 장래에 일어날 병을 사전에 예방하는 것.

2. 공명파동이란?
   (수정파동요법을 하는 이유)

　만물은 파동(波動)으로 연결되어 있다. 이 세상의 모든 생명체 중에서 움직이지 않는 것은 하나도 없다. 파동과 진동 속에서 모두 춤추고 있다. 이러한 진동을 통해 의식이 뇌 깊숙이 갈 수 있고 율려와 만날 수 있다.
　우리는 우주의 모든 현상과 공명하며, 에너지를 주고 받아들이고 있다. 우리의 의식적 마음(현재의식)이 물질적 육체에 갇혀버렸기 때문에 무의식, 잠재의식의 마음을 사랑과 감사로 채우면 건강하고 행복한 삶을 살 수 있고, 욕심, 불만, 슬픔, 미움의 파동을 발산한다면 영혼과 육신에 병이 찾아온다. 맑고 건강한 삶을 사는 그 모든 것이 당신의 마음에 달렸다. 그래서 우리는 여러 방법으로 마음 수련을 하고 있다.

　- 마음이 파동으로 전달되다.[마음속으로 바라는 염원이 실제 음(聲) 목소리가 되어 나온다.]

　파동은 시공을 넘어 퍼져나간다. 파동은 보이지 않는 차원 세계인 과거, 현재, 미래와 연결되어 있다. 즉, 의식계, 잠재의식계, 무의식계와 연결되어 있다. 우리 인간은 과거의 경험으로 현재를 살고 미래에 어떻게 할 것인지를 생각하고 행동한다. 이것이 '마음'이다. 우리의 생각의 뇌파가 과거, 현재, 미래를 넘나들고 있다.

  한 개의 세포에도 모든 정보가 포함되어 있다. 과거, 현재, 미래의 모든 정보가 6근(六根), 6식(六識), 6경(六境)에 새겨져 있다.

  우리의 음성은 목구멍을 통해서만 나오는 것이 아니다. 귀로 듣지 못할 뿐 뇌파(마음)는 시공을 넘어 퍼져나가고 있다. 파동요법기구를 사용하다가 나는 깜짝 놀랐다. 입을 닫고 마음속으로만 염원한 생각이 성대를 통하지 않고 소리가 되어 나왔다. 주변에 같이 파동요법을 하던 분이 "선생님의 입은 가만히 있는데 어떻게 소리가 나옵니까?" 모두가 의아해한 신기한 경험을 했다. 마음속으로 염원한 생각이 증폭되어 실제의 목소리로 나온 것이다.

  우리는 실제로 들리는 목소리만 소리파동인 줄 알지만 귀로 들리지 않더라도 우리 마음속의 염원(생각)이 파동이 되어 우주로 뻗어나가 삼라만상 우주의 생명체와 교신하고 있는 것이다. 그래서 좋은 생각을 많이 해야 좋은 일이 일어나고 남을 위해 좋은 말을 많이 해야 좋은 파장이 되어 나에게 돌아온다. 이것이 우주의 회향력(回向力)이다.

  늦게나마 우주의 파동원리를 알고 나서 무지하게 지나온 세월이 후회스럽기도 하고, 모든 살아 있는 생명체의 존귀함을 알지 못해 잘못을 저지른 일에 대해 용서를 빌고 싶다. 어디까지나 순수한 자연인으로 수정을 통해 경험한 사실을 기록하고 있을 뿐 종교적이나 신비주의적이나 주술적인 면을 통해 일어난 일의 기록이 아님을 밝힌다. 가능하다면 현재 증명된 과학적인 사실에 근거하여 해설하고자 한다.

1) 과거로의 여행

　수정파동요법을 할 때, 자연파동에 의해 과거로의 여행에서 과거의 아픈 경험이나 슬픈 사연이 무의식이나 잠재의식 속에 일어나 아픈 경험을 재현하면 본인의 의지와 상관없이 눈물을 흘리는 경우를 가끔 본다. 이것은 대단히 좋은 현상이다. 이는 무의식 상태의 아픈 기억이나 억압을 풀어서 현재의식으로 바꾼 것이다. 의심이 많은 사람들은 손에 잡히거나 눈에 보이지 않으면 믿으려 하지 않는다. 인위적이나 사념적인 최면술과는 다른 순수자연파동인 천연수정파동에 의해 일어나는 것은 너무나 신비롭고 과학적이다. 즉, 우리가 의식을 멈출 때 잠재의식과 무의식의 세계를 넘나들고 있다는 이유이다. 이것이 사마타와 위파사나의 경지일까?

　한 사람, 한 사람 속에 모든 우주 정보가 내포되어 있고, 세포 하나에도 전 우주가 존재한다.
　당신의 몸속의 원자들은 이미 몇 개의 별들을 거쳐 왔을 것이고, 수백만에 이르는 생물들의 일부였을 것이고, 우리가 죽으면 우리 몸속의 원소는 흩어져서 나뭇잎의 일부, 꽃잎의 일부, 나비의 일부, 다른 사람 몸의 일부가 될 수 있다. 지금 여기 있는 당신에게도 전 우주의 모든 정보가 포함되어 있고 과거, 현재, 미래도 포함되어 있다.

해설

● 현재 의식이란?

어떤 구체적인 사물을 인식하는 의식.

- 육근(六根) : 우리 인체의 안(眼), 이(耳), 비(鼻), 설(舌), 신(身), 의(意)
- 육경(六境) : 우리 신체의 6가지 감각인 색(色), 성(聲), 향(香), 미(味), 촉(觸), 법(法)
- 육식(六識) : 6근과 6경이 만나 일어나는 6가지 인식, 인간과 자연이 만나 일어나는 인식(眼識, 耳識, 鼻識, 舌識, 身識, 意識)
- 율려(律呂) : 세상 만물의 근간을 이루는 음양의 운동
- 사마타 : 수행의 두 갈래, 사마타 위파사나의 해설 참조(148p)
- 위파사나 : 수행의 두 갈래, 사마타 위파사나의 해설 참조(148p)

● 무의식이란?

무의식이란 뇌량이 기억억제 때문에 뇌의 작용이 중단된 상태다. 억압에 의하여 무의식 상태에 놓여 있을 뿐이다. 무의식의 세계는 생각이 끊어지는 바로 그 순간에 펼쳐진다. 생각으로만 수십 년을 가도 무의식세계에 들어갈 수 없다.

잠재의식에는 실제계의 모든 것이 새겨져 있고, 실제계의 각 부분에는 잠재계의 모든 정보가 포함되어 있다.

파동에너지는 늘 흐르는 것이고 고여서는 안 된다. 고이면 집착, 분노로 쌓인다. 따라서 과거에 머무르고 미혹되어서는 안 된다. 미래는 우리 자신의 의지로 바꿀 수 있다.

2) 육신에는 기혈(氣血)이 흐르는 길 이외에 영혼(靈魂)이 흐르는 길이 있다

우리 인체의 육신에는 기혈이 흐르는 길 이외에 영혼이 흐르는 길이 있다. 육신의 기혈이 흐르는 길은 현대 의학에서 말하는 신경계와 한의학에서 말하는 12경락이라고 할 수 있고 영혼이 흐르는 길은 무의식과 잠재의식, 의식이 흐르는 통로인 7차크라이다. 그래서 7차크라를 각성시키는 것은 육신과 정신(영혼)을 동시에 치유하는 것이다. 수정파동요법 시 차크라 부위가 심하게 요동하거나 수정이 검게 변하거나 깨어지는 등 다양한 현상이 일어난다. 또는 심하게 몸을 떨거나, 눈물을 흘리거나, 과거의 아픈 기억의 현장을 그대로 재현하기도 한다. 순수 천연수정이 차크라를 자극하여 무의식 속의 자신의 아픈 기억을 현재의식으로 끌어내어 아픈 기억을 해소시키고, 하늘기운은 손바닥과 가마를 통해 상단전에 모으고, 땅기운은 발바닥과 회음을 통해 하단전에 모아 인체의 기혈순환(氣血循環)을 시킨다.

3) 영혼(靈魂)과 육신(肉身)의 만남

우주파 생명에너지가 우리의 영혼을 일깨우고 물리적인 몸인 육체와 연결하여 고된 삶에서 억압된 무의식의 아픈 기억을 걷어내고 의식, 무의식, 잠재의식이 없는 무아(無我)의 상태가 되면 영혼과 육신의 만남이 이루어지고, 정신적 고충, 육신의 병이 모두 소멸된다. 그래서 우리는 일시적이 아닌 항구적인 마음으로 영혼과 육신의 만남을 위해 노력해야 한다.

"육신은 영혼의 그릇"이라고 한다. 깨어진 그릇에는 좋은 영혼이 깃들지 못한다. 우리는 육신이 우리의 전체인 줄 착각하여 과음, 과식, 사치를 하고 영혼이 머물 곳이 없어 방황하여 개인이나 사회적 병리현상을 일으키고 있다.

우리는 우리 자신이나 자식들, 우리 이웃의 영혼을 깨끗하고 맑게 닦아야 할 의무를 가지고 태어났다. 필자도 젊어서 세상의 이치를 깨치지 못해 나 자신에 대해 송구스럽고 자식의 영혼을 더욱 맑고 깨끗하게 닦아주지 못했고, 이웃에 대한 의무를 다하지 못해 후회스럽기도 하다. 나의 육신을 더욱 맑게 하여 사후에 만물의 재료로 돌려주어야 하고 영혼을 맑게 닦아 우주심으로 돌려주어야 한다.

4) 우주 탄생의 비밀을 수정파동요법에서 보다
(우주의 생성, 소멸을 수정에서 보다)

* 아니, 이럴 수가?

우주 생성의 원리가 우리 인체에서 일어나다니, 손바닥의 장심혈(掌心穴)에서 《격암유록》의 "양궁쌍을지우마(兩弓雙乙知牛馬)", 서양의 천체 사진에서 증명한 우주 생성의 원리를 우리 손바닥의 장심혈(掌心穴)에서 증명하다니. 수정파동요법을 받는 사람은 신기해서 놀라고, 필자는 우주 생성의 2가지 법칙이 손바닥에서 일어나 다시 한 번 놀라고

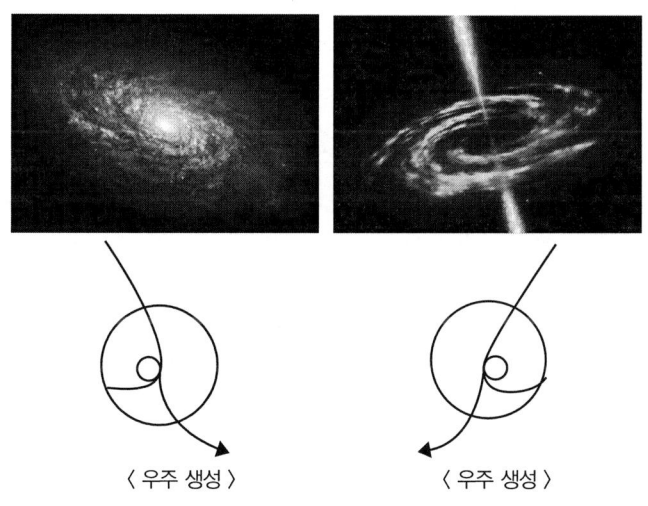

〈 우주 생성 〉　　　〈 우주 생성 〉

남자는 오른쪽에서 시작하여 왼쪽으로 나타나고
여자는 왼쪽에서 시작하여 오른쪽으로 나타나고
- 우리 인체에서 음양의 법칙과 토화작용(土化作用)을 증명하였다.

해 설

● 천간(天干) : 하늘의 활동

　　　　　　오행(五行)을 음과 양으로 바꾸어 표시

● 지지(地支) : 땅의 활동

　　　　　　사계절의 작용을 더욱 자세하게 나눈 12개의 대기작용

　　　　　　연, 월, 일을 세는 우주의 시간을 나타내는 부호

● 음양(陰陽)

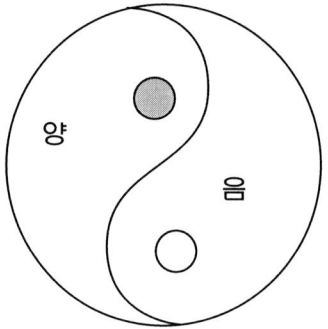

- 음양은 우주의 법칙을 표현하는 부호이며 삼재(三才)와 오행(五行)이 발전해가는 과정이다.
- 음양은 서로 대립하면서 협력하여 작용하고 있다.
  우리 인체도 많은 음양의 조합으로 이루어져 있으며
  생성 → 발전 → 성숙 → 소멸의 과정을 거듭하고 있다.

3. 우주정신과 만물정신

이 장에서는 정신치유와 육신치유를 왜 동시에 해야 하는지 이해하기 위해 정신과 육신이 생성된 근원을 알아야 올바른 치유를 할 수 있고 정신적·육신적 고통을 앓고 있는 당사자는 어떻게 생활해야 하는지를 밝히고 있다.

우주정신은 순수 음양(陰陽)과 오행(五行)으로 이루어져 만물을 기르고 있다. 그러나 우리가 살고 있는 지구의 자전축은 지구의 공전궤도면에 대해 약 23.5도 기울어져 음양의 편차가 생겨나고 오행의 불균형이 일어나 인간의 육체나 정신의 불균형이 일어나 많은 사람이 정신적 고충이나 병에 시달리고 있는 것이다.

이러한 불균형에서 벗어나려고 노력하는 것이 인간의 '삶'이다. 우주정신을 이어받은 인간은 후천적인 기혈(氣血)의 탄생으로 육체적 고충을 겪고 있다. 그러므로 음식을 절제하고 적당한 영양을 섭취하는 노력을 기울여야 하고 요가, 단전, 등산, 휴식 등을 통한 정신적인 안정을 얻기 위해 노력해야 한다. 그러나 시간적·경제적인 이유로 치유를 받지 못해 정신과 육신의 고통을 호소하는 이들이 많다. 그리고 대부분의 사람은 인체의 음양, 기혈(氣血)작용을 이해할 수 없어 좋다는 약, 식품을 과다 복용하여 음양의 불균형을 초래하기도 하고 육신의 고충과 함께 정신적인 치유를 위해 다양한 기(氣)치료 등을 하기도 한다.

우주에는 일월(日月)과 지구가 있고 음양과 오행이 있어서 이것으로써 만물을 기르고 있다. 이러한 환경에서 살고 있는 것이 바로 나[我]이다. 그런즉, 인간인 나는 나의 정신(精神)이 무엇인지 알 수 있어야 하며 또 알아야만 할 것이다. 우주정신은 일월이 발한 정(精)과 신(神)이 토(土)를 발생함으로 인하여 그것과 합덕(合德)하게 됨으로써 이루어진다.

우주정신은 순수 음양을 말하는 것으로 창조의 근원인 무극(無極)과 작용의 본체인 태극(太極) 사이에서 왕래하는 율려(律呂)작용에서 창조되는 것이며, 이것이야말로 음양의 본체인 동시에 정신운동의 순수 본체인 것이다.

인간정신의 형성을 살펴보면, 우주가 만물을 생하는 모습과 같으며 어느 것이나 할 것 없이 물[水]로써 이루어지지 않은 것이 없다. 사람이나 동물은 양수에서, 날짐승은 알 속에서, 초목의 씨도 물 덩어리가 아닌 것이 없으며, 모든 생명력을 가진 형(形)은 반드시 물속에서 길러진다.

태아는 인신상화(寅申相火)의 상태여서 모체가 이와 같은 난관을 돌파하기 위해 육체 내에 있는 금수지기(金水之氣)를 동원한 것이다. 즉, 태아를 인신상화의 상태에서 금수(金水)의 상태로 전환시키면서 형(形)을 창조하였던 것이다.

피는 물보다 가볍다. 피보다 무거운 물로써 형(形)을 재포위하려고 한 것이 바로 우주의 통일 운동과 같은 것이다. 사람이 반드시 물속에서 길러져야만 하는 이유이다. 그러므로 인체의 불균형으로 인한 고충은 물의 결정인 천연수정으로 해소하는 것이 가장 좋은 방법이다.

수정파동요법은 음양의 편차와 오행의 불균형을 해소하는 데 도움이 될 것이다.

1) 우주정신과 만물정신의 해설

우리 인간의 정신과 육신이 어떻게 생성되었는지 그리고 정신과 육신의 상호관계에 대한 설명이다. 우리 인간은 큰 가마솥에 하늘의 기운인 천간(天干; 甲乙丙丁戊己庚辛任癸)과 땅의 기운인 지지(地支; 子丑寅卯辰巳午未申酉戌亥), 물질의 오행(五行; 木火土金水)과 같은 다양한 기운이 모여 만들어졌다.

인간이 형성될 때 축토(丑土)와 오행, 천간이 결합하여 먼저 神(정신)을 만들고 기(氣)가 생성되고, 이후 丑土운동(정신운동)이 未土운동(육신운동)과 어울려 정(精; 육신)을 만들고 피[血]가 형성되었다. 여기에 음양의 운동이 결합하여 연속적인 운동을 하게 되었다.

정신과 육신은 뗄 수 없는 관계이며 서로 도와 상승과 하강 운동을 하고 있다. 그런즉 우리는 정신치유와 육신치유를 동시에 해야 한다. '수정파동요법'은 축토(丑土; 정신운동)와 미토(未土; 육신운동)를 도와 정(精)과 신(神)을 한쪽으로 치우치지 않게 도울 수 있는 파동율려기구를 설명하기 위한 장이다.

2) 정(精)·기(氣)·신(神)의 생성과 토화작용(土化作用)의 해설

● 정(精)·기(氣)·신(神)의 고전적 해설

- 율려(律呂) 운동이란?

음양의 운동이 결합하여 연속적인 운동을 하는 것.
- 律운동 : 巳午未申酉戌의 과정에서 神이 활동(陽 : 乾이 神을 生)
- 呂운동 : 亥子丑寅卯辰의 과정에서 精이 활동(陰 : 坤이 精을 生)

- 정신과 육신은 어떻게 생성되었나?
- 선천적인 神의 土化作用: 정신의 형성
- 후천적인 精의 土化作用: 육신 탄생

우리 인체의 '정신과 육신'은 한 솥에서 태어났으므로 精과 神을 한쪽에 치우치지 않게 동시에 치유해야 한다.

- 기(氣)와 혈(血)은 어떻게 생성되었나?

* 亥子丑寅卯辰에서 氣를 生하는 바, 이 氣는 正中을 生하는 요인이 되고 巳午未申酉戌에서 血을 生하는 바 자연계에는 봄기운에 의해 생기(生氣)가 일어나고 가을기운에 의해 만물이 수렴하는 것처럼 우리 인체도 신장, 간과 비장의 기운이 氣(氣)를 일으키고 심장과 폐와 비장이 피[血]를 생성한다는 이론.

- 정(精), 기(氣), 신(神) 운동이란?

* 精이 丑土之精(脾土之氣)을 상승함으로써 神으로 化하는 것을 精

氣神운동이라 하고 神이 未土之氣에 쌓여(肺氣) 하강함으로써 精을 만드는 것을 氣精形운동이라 한다.[우리 인체의 수승화강(水昇火降) 운동을 말한다.]

 - 음식물이란 순수한 음양이 아닌 감리(坎離; 水火) 정신의 부류이다. 그래서 인간은 후천적인 음식물 섭취로 기혈(氣血)이 만들어지게 된다. 이 氣血이 음양의 비순수성을 노골적으로 나타낸다. 이는 우리가 사는 지구의 지축이 23.5° 기울어졌기 때문에 일어나며, 정신과 육신이 부조화를 이룰 때 필요한 음식물을 섭취함으로써 기와 혈을 생성하여 인체의 수승화강을 원활하게 할 수 있다는 것이다.
 * 陰(坤)은 精을 生하고 陽(乾)은 神을 生한다.
 日月이 발하는 精과 神을 받아 이루어졌지만…….
 - 인체의 기(氣)나 혈(血)이 중앙토(비장)의 작용에 의해 상호 생(生)한다는 것.

| 해 설 |

陰/坤이 精을 生한다는 말은 月이 精을 生하는 것을 의미하고, 陽/乾이 神을 生한다는 말은 日이 神을 生하는 것을 의미한다. 그래서 우주정신은 乾坤정신, 天地정신이고 인간이나 만물의 정신은 日月정신, 즉 坎離정신에 의해 이루어진다.

● 참고문헌
(1) 周易
(2) 易經
(3) 宇宙變化의 原理(한동석)

● 정(精)·기(氣)·신(神)의 현대적 해설

인체의 토화작용(律呂운동)　　　氣精形(精으로 化)
　　　　　　　　　　　　　　　육신운동(몸운동)
　　　　　　　　　　　　　　　血의 생성(심장/폐/비장)

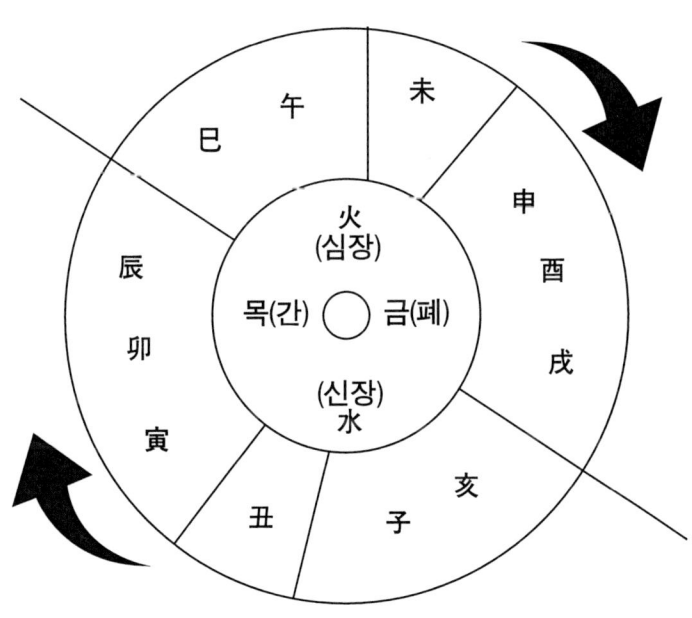

精氣神운동(神으로 化)
정신운동(律의 운동)
氣의 생성(신장/간/비장)

4. 영양을 과다섭취하면 왜 혈(血)의 부족 현상이 일어나는가?

현대인들이 가장 많이 호소하는 증상 중에서 어깨통, 목통[項强痛], 두통, 이명, 얼굴 홍조 등의 증상은 모두 혈(血)이 부족하여 기혈(氣血)의 순환이 원활하게 일어나지 않아 일어나는 것이다.

혈의 부족이 일어나는 주된 근본 원인은 과식, 과음이다. 우리는 좋은 음식을 많이 먹어야 건강하고 혈이 많이 생겨나는 것으로 잘못 인식하고 있다. 우리 인체의 혈은 세 곳에서 담당하고 있다.

비장(이자+지라)은 혈을 재생산하며 위장에서 소화된 영양분을 비장이 신장에 배당하여 골수로 보내어 새로운 혈을 생산하고, 간에서 혈을 저장하여 심장으로 보내어 혈을 순환시킨다.

우리가 과식을 하면 비장과 위장이 소화시키는 데 모든 에너지를 소비하여 혈의 재생산과 새로운 혈의 생산이 원활하지 못하다. 간장에 혈을 충분히 저장하지 못하면 심장에 혈의 부족 현상이 일어나 열을 동반한 고혈압이 일어나고, 간장에서 우리 인체에 풍(風)을 일으켜 (간)風+(심)熱이 합세하여 상승하므로 어깨통, 항강통, 두통, 고혈압, 녹내장, 백내장, 갑상선, 이명, 생리통 등 다양한 증상이 생기고 정신적으로는 불면, 우울증, 노이로제, 공황장애 등이 생긴다. 따라서 영양식으로 소식을 해야만 비장의 영양배당과 신장에서 신정(腎精)을 공급하여 골수에서 혈을 충분히 생산하여 통증의 근본이 사라지고 건강한 삶을 살 수 있다. 우리 이웃에서 장수하는 노인은 모두 소식가이며 과식하는 사람은 한 명도 없다.

우리 조상은 중앙토(비토의 작용)에 대한 중요성을 강조했으나 현대에는 영양학적 측면만 강조되어 '土'의 작용의 중요성을 알지 못하고 과음, 과식을 부추기고 있다.

건강을 유지하려면 기(氣)와 미(味)를 골고루 섭취해야 한다. 먼저 마음을 안정시켜 맑은 공기와 자연의 아름다움에 고마움을 느껴야 한다. 음식에 대한 욕심을 버려야 한다. 우리는 보릿고개를 넘기면서 좋은 것을 많이 섭취해야 몸에 좋은 줄 알고, 착각에 빠져 과식을 하여 많은 병에 시달리고 있다.

氣, 味를 골고루 섭취하고 마음이 안정되어야 꽃처럼 향기가 날 수 있고 간난아이의 배내처럼 향기 나는 사람이 될 수 있다.

5. 수정파동요법과 독소 배출

우리 몸속의 독소는 백 가지 괴병(怪病)을 일으킨다. 아토피, 중이염, 비염, 여드름, 색소침착 등 피부로 들어가는 독소의 병과 담낭염, 췌장염, 요통, 위염 등 장부로 들어가는 독소의 병, 두통, 골수암, 각종 암 등 정신과 육신에 동시에 나타나는 독소병 등 독소의 증상은 수없이 많지만 크게 2가지로 요약할 수 있다.

1) 비위장의 중앙토(土)의 기능장애로 인한 독소 발생
2) 심리적 장애로 인한 7차크라의 막힘에 의한 독소 발생

1항과 2항의 독소 발생은 상호 연관성을 가지고 있다.

7차크라 → 내분비계 → 호르몬 분비 → 혈액 → 독소
정　체 ← 장　애 ← 이　　　상 ← 정체 ← 발생

7차크라에 이상이 생기면 내분비계의 장애가 오고 호르몬 분비의 이상이 와서 혈액이 정체되고 독소가 발생하며, 반대로 독소가 쌓여 혈관을 막고 혈액에 침투하여 호르몬 분비에 이상이 오고 내분비 장애가 발생하여 영혼이 흐르는 7차크라가 정체되어 각종 암, 정신장애가 발생한다.

모든 병의 근원은 담음의 독소이다. 세상에는 수많은 독소 배출법과 방법이 나와 있지만 상기 1항과 2항이 근본 원인이다. 예방도 1, 2항에서 찾아야 하고 배출법도 1, 2항에서 찾아야 한다.

- 1항의 독소 배출 방법
  - 첫째로 소식을 하고 독소를 발생시키는 음식의 섭취를 절제하고 장부의 배독과 피부의 배독으로 나누어 생각해야 한다.

- 담낭염, 췌장염, 위염 등의 원인이 되는 장부에 정체된 독소는 대소변을 통해 배독한다.

- 피부염, 아토피, 비염, 색소침착, 주근깨 등의 원인이 되는 피부에 침착된 독소의 배독은 피부의 모낭을 열어 배독을 해야 한다. 피부의 최하위층인 피하조직 → 진피층 → 표피층의 순서로 독소 배출이 진행되므로 피부각질이 교체될 동안 장시간을 요하며 식이요법, 운동, 온열요법, 약물요법 등을 병행하여 기혈(氣血) 순환을 원활하게 하여 배출하여야 한다.

- 2항의 심리적 장애로 인한 독소 배출 방법
  - 7차크라에 응체되어 있는 독소를 수정파동온열요법, 요가, 운동, 풍욕, 마음 다스리기 등의 방법으로 내분비기관을 활성화하여 호르몬 분비를 촉진시켜 기혈순환이 잘되게 하여 독소를 배출시켜야 한다.

- 독소 배출의 순서는 먼저 장부의 독소를 먼저 배출하고 온열요법,

요가, 등산 등의 방법으로 피부에 침착된 독소를 배출하고 보양식품 등의 섭취를 결정해야 한다. '수정파동온열기구'로 손, 발, 차크라의 각성과 온열작용으로 독소 배출에 도움을 줄 수 있다.

● 그리고 현재의 독소 배출도 중요하지만 장래에 독소가 일어나지 않게 하는 것이 가장 중요한다. 장래에 독소가 발생하지 않게 하는 것은 치유자 자신의 몫이다. 소식을 하여 중앙토(土)의 작용을 원활하게 하고 식이요법 등으로 독소가 발생하지 않게 해야 한다.

이 장에서는 독소 배출방법 및 식이요법 등 구체적인 방법은 거론하지 않고 큰 틀에서 지켜야 할 사항을 제시하였다. 우리에게 가장 큰 고통을 안겨주는 아토피, 암 등의 발생 원인을 필자는

독소(담음) + 육기(風寒暑濕燥火) + 심리적 요인

으로 본다. 세상에는 수많은 독소 배출법과 배출에 좋은 식품이 나열되어 있지만 해답은 두 가지다.

첫째, 토화작용이 잘되도록 소식한다.
　※ 음식을 골고루 섭취하고 소식한다.

둘째, 생활에서 욕심을 버린다.
　※ 집착, 분노 등을 버리면 심신이 안정되고 기, 혈, 영의 흐름이 원활해진다.

우리 민족의 경전인 《삼일신고(三一神誥)》에서는 병마에서 벗어나는 길을 미리 밝혀놓았다.

- 지감(止感): 희(喜)·구(懼)·애(愛)·노(怒)·탐(貪)·염(厭)→선악(善惡)의 판단하며 선(善)을 확장
- 조식(調息): 분(芬)·란(蘭)·한(寒)·열(熱)·진(震)·습(濕)→청탁(淸濁)의 출입 분별하며 깨끗한(淸)의 호흡
- 금촉(禁觸): 색깔(色)·소리(聲)·냄새(臭)·맛(味)·성욕(淫)·닿음(觸)→후(厚)를 최대로 확장하여 박(薄)을 들어오지 않게 하여
- 일의화행(一意化行): 선(善)·청(淸)·후(厚)하여 삼진(三眞)을 회복하면 모든 병마에서 벗어난다고 하였다.

이 세상에는 수많은 독소 배출법과 식이요법이 있지만 가장 좋은 독소 배출법은 지감(止感), 조식(調息), 금촉(禁觸)이다. 이보다 더 좋은 명약(名藥)은 없다.

6. 정신지체나 자폐는 장애가 아니다
(정신지체자나 자폐아는 정상인과 다르지 않다)

정신지체 장애인이나 자폐인은 정상인과는 종이 한 장 차이밖에 나지 않는다. 왜냐하면 자폐는 인간 뇌의 기능 중 1%도 되지 않는 극히 일부분의 기능 이상이며 나머지 99%로 장애인지 아닌지 판단하는 자체가 잘못된 것이다. 세상에는 흉악 범죄자, 파렴치범, 패륜아 등 진정한 장애인이 많다. 나는 천연수정요법으로 정신지체자나 자폐아의 정신치유에 조금이나마 도움이 될까 하여 의견을 제시해 드리고자 한다. 먼저 지체아나 장애아를 가진 어머니의 헌신적인 노력에 감사드리면서 수정파동요법을 하면서 경험한 사례를 토대로 먼저 공통적인 몇 가지 질문을 한 후 그에 대한 간단한 답변을 하려고 한다.

첫째: 장애의 시작이 언제입니까?
둘째: 장애의 시작 전후 열병을 앓은 적이 있습니까?
셋째: 장애 이후 현재까지 음식을 씹지 않고 그냥 삼키는지, 또는 과식을 하지 않습니까?
넷째: 간질증상을 가지고 있습니까? 간질의 시작은 언제부터입니까? 가족 중에 간질이나 자폐의 병력이 있습니까?

■ 첫 번째 "장애의 시작은 언제입니까?"에 대한 질문과 답변

〈출생 전부터 장애인 경우〉

(1) 태어나면서 자폐입니다.

① 부모의 결혼 이전이나 입태 시 정신적인 고충의 충격에 의한 경우

첫째로 부모와 장애인을 함께 치료하여 그 당시의 정신적 고충을 없애는 것에 중점을 두어야 한다. 장애를 방치하여 육신적인 치유를 하지 않으면 폭력적이 되어 더욱더 뇌의 손상을 악화시키므로 육신의 치유와 생활습관의 개선에 많은 노력을 기울여 육신과 정신의 통합치유를 병행해야 한다.

생명 오저(悟底)의 깊은 곳에 기원을 둔 업생소작(業生所作)이나 빙의의 병도 파동에너지로 생명체에 기록된 증상이므로 양방의술이나 한방이나 의학적 수준으로는 고칠 수 없고, 그 역시 내분비계에 영향을 미치므로 우주 파동적 치유나 종교적 도움을 받아야 한다. 그리고 업보의 고질병은 환자 자신이 남모르게 좋은 일을 많이 하여야 그 공덕으로 심신의 병이 사라진다. 그러나 본인의 의식을 갖지 못한 정신지체아 등은 부모가 대신하여 공덕을 많이 쌓아야 공덕의 파장이 자식에게 전달된다.

② 입태 시 부모의 식생활이 불규칙하여 과음이나 과식을 하였을 경우

과음, 과식으로 인체에 육기(六氣: 風, 寒, 暑, 濕, 燥, 火)가 일어나 태아에게 六氣로 인한 신체의 기관이나 뇌에 손상을 입힌 경우에는 자폐아의 몸에 서려 있는 六氣를 우선 제거하면서 다양한 정신적 치유와 식생활의 엄격한 통제를 하는 통합적인 치유를 하여야 할 것이다.

▣ 두 번째 "장애의 시작 전후 열병을 앓은 적이 있습니까?"에 대한 질문과 답변

유아기(신생아~두 돌 이전)에는 아이가 아프다는 의사표시를 하지 못하기 때문에 六氣 중 풍(風), 열(熱)의 기운이 상충하여 아이의 뇌를 손상한 경우가 많다.

자폐아의 현재 상태를 파악하여 몸속에 머물러 있는 풍, 열을 우선 제거하면서 정신적인 치유를 병행하여야만 좋은 효과를 볼 수 있다.

▣ 세 번째 "음식을 씹지 않고 그냥 삼키는지, 또는 과식을 하지 않습니까?"에 대한 질문과 답변

세 번째 항의 질문은 일반적이고 상식적인 질문 같지만 대단히 중요한 질문이다. 손상된 뇌가 좋아지려면 우선 뇌에 신선한 피[血]가 풍족해야 한다. 음식물의 과다섭취는 인신상화(寅申相火)의 토화작용(土化作用)이 되지 않아 피가 생성되지 않는 것이 근본 원인이며[제10항 영양을 과다섭취하면 왜 혈(血)의 부족 현상이 일어나는가? 참조], 피가 담음(痰飮)으로 혼탁하게 되어 증상을 더욱 악화시킨다.

▣ 네 번째 "간질증상을 가지고 있습니까? 간질의 시작은 언제부터입니까? 가족 중에 간질이나 자폐의 병력이 있습니까?"에 대한 질문과 답변

선천적인 자폐는 뇌의 기본 장애를 파악한 후 정신과 육신의 꾸준한 통합치유가 필요하겠고, 후천적인 자폐는 대부분 셋째 항의 과식으로 인한 습열(濕熱)이 피 속에 정체되어 뇌의 일부분을 자극하여 발생하므로 피 속의 습열을 제거하고 뇌를 활성화하는 요법으로 대부분 치유가 가능할 것으로 생각한다.

해 설

* 간질 파동

(1) 잘못된 전기가 뇌에서 간질발작을 일으키는 경우: 전반성 간질발작, 부분성 간질발작
(2) 뇌에서 잘못된 전기발생 없이 순전히 무의식 속의 심리적 갈등 때문에 발작과 유사한 현상: 심인성 가성간질 발작, 가성간질, 연루성 간질

* 성인이 각성 상태에서 델타파가 많이 나오면 뇌 기능이 이상이 있는 것이다. 간질파는 흥분성의 파이므로 뾰족한 파가 나타난다.

cf: 가성간질은 정상파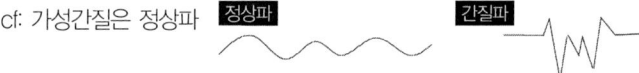

위의 4가지의 발생요인이 다르더라도 근본치유는 같으므로

(1) 식생활개선으로 음식은 꼭꼭 씹어 먹고 소식하며, 습열(濕熱)을 제거한다.
(2) 다양한 정신적 요법, 서양의학의 정신치료, 한의학의 정신치료, 종교적 치료, 음악요법, 보석요법 등의 자연요법을 병행하여 대뇌와 내분계의 상호관계를 원활하게 하여야 할 것이다.

위의 1~2항의 내용은 너무나 상식적인 것으로 생각할 수 있으나, 대부분의 자폐인이 위의 질문 내용처럼 너무나 방치되어 있다는 사실을 알고 무척 놀라웠다. 상식적 내용이지만 대단히 중요한 문제이다.

끝으로, 선천적 요인이든 후천적 요인이든 포기하지 말고 꾸준하게 정신과 육신의 치유가 필요하다. "내 평생에 아이가 말하는 것을 한번이라도 들으면 지금이라도 마음 놓고 눈을 감겠다."는 어머니의 끝없는 사랑에 큰 도움이 되지 못해 송구스럽다.

나는 아이들의 영혼을 맑게 닦기 위해 하늘이 마음씨 좋은 부모를 골라 잠시 맡긴 것이라 생각한다. 부모 역시 선택된 사람들로서 현실의 고통이 따를지언정 자신의 영혼을 닦아 영원불멸의 삶을 가질 것이라 믿는다.

1) 정신질환자나 지체장애인들이 주(呪)나 만다라 염송을 해야 하는 이유

　필자는 10여 년간 산이 좋아 홀로 산행을 자주 다니곤 했다. 언젠가 5월 초순경 인적이 드문 숲속 길을 걷고 있었다. 숲속에는 벌레의 바스락거리는 소리, 산야초들의 숨 쉬는 소리, 나뭇잎이 바람에 흔들거리는 소리 등 우주 삼라만상의 숨소리를 들을 수 있었다. 어느 순간 나의 몸과 마음이 일치되지 않는 이상한 느낌을 받았다. 나의 마음의 의지와 상관없이 발이 공중에 둥둥 뜬 것처럼 걷고 있었다. 실제로 뜬 것인지는 알 수 없으나 한참 후 한 등산객을 만나 멈출 때까지 너무나 신기한 경험을 하였다.

　그 당시에는 우주의 파동이 우리의 생명체와 공명하고 있다는 것을 알지 못하고 단지 신기한 경험을 해서 '이것이 말로만 듣던 축지법인가?' 하고 의문만 간직하고 지냈다. 오랜 세월이 지난 후 우주의 모든 삼라만상의 소리파동이 생명체와 하나로 연결되어 있다는 것을 알게 되었고, 미시적(微視的)인 원자의 세계와 거시적(巨視的)인 대우주가 모두 동일한 진동수로 연결되어 있다는 것을 알았다.

　이것이 구궁(九宮)의 체계이며 천부경(天符經)의 81수가 중심수인 동양 우주과학의 핵심이다. 서양에서는 미국의 예언가 에드가 케이시가 "만물은 하나로 연결되어 있다"고 했고 "물질이나 의식이 같은 파동이다"라고 한 미국의 웨인스 룩이라는 과학자가 증명하고 MRA(자기 공명 분석기)를 개발하여 공명 자장을 측정하였다.

　동서양의 선각자들은 삼라만상의 소리가 파동이라는 우주의 근본이치를 깨닫고 우주의 순수한 소리를 인간의 언어로 나타냈다. 그것이 주(呪)나 만다라, 즉 기도문이다. 주(呪)나 만다라, 주기도문 등은 주술적 의미가 아닌 우주의 소리와 파장을 나의 파장에 맞추어 참회하고 번뇌와 병마를 소멸하여 깨달음을 얻어 우주심으로 돌아가게 하는 데 근본 목적이 있다는 것을 알았다. 그래서 우리는 진심으로 주(呪)나 만다라 기도문을 많이 암송하여 우주의 에너지와 공명, 공진하여야 할 것이다.

모든 생각을 접고 삼라만상의 온갖 소리에 귀를 기울여 한번쯤 그 소리를 들어보라. 그 소리를 들을 줄 아는 사람은 매우 행복한 사람이고 그는 소리에 눈뜬 자, 귀 밝은 사람이다.

만물이 소리로 이루어져 있음을 알 수 있고 그 소리에 보이지 않는 에너지와 질서가 서려 있음을 알 수 있다. 선각자는 문자 속에 대자연의 에너지와 질서를 표현하고자 했다. 그것을 우주의 언어로 표현한 것이 만다라(Mantra)와 주(呪)이다.

즉, 대자연의 신(神)의 권능과 영성(靈性)을 사람의 영혼 속에 받아들여 대우주와 소우주의 조화와 생명을 창조하기 위한 것이다.

주문은 단순히 잡술이나 부리고 악귀를 쫓는 술법 따위가 아니다. 존재의 근원에 다가가기 위한 깨달음과 완성을 추구하는 수련법이다.

주(呪)는 신의 언어를 인간의 언어로 바꾼 매우 특별한 힘을 가진 파동언어이다. 신과의 만남은 곧 자기 자신과의 만남이다. 왜냐하면 자기 자신이 곧 신이기 때문이다. 그래서 신의 언어는 자기 자신 안에 또 다른 신이 이미 존재하고 있다는 것을 일깨워준다. 주문을 외우는 것은 단순한 소리파동을 하는 것이 아니라, 깨달음과 자신을 반성하는 수행법인 것이다.

기존의 수행법인 호흡, 마음, 자세에다 주문수행은 소리파동을 추가한 수행법인 것이다.

주문을 할 때는 순수한 마음으로 간절하게 반복해야만 대자연에 충만한 기(氣)와 공명하여 자기 자신을 열 수 있다. 즉, 소주천과 대주천이 열리게 되어 육신과 영혼이 맑아진다.

앉아서 주문을 읽는 것은 반쪽짜리 수도밖에 안 된다. 주문수도의 3요체는 호흡, 소리, 마음이다. 즉, 좌불(坐佛)이 아니라 유불(遊佛)이 되라는 것이다.

단전호흡은 대자연에 충만해 있는 기를 호흡을 통해 내 몸 안에 끌어들여 인체의 기와 융합해 양기(陽氣)를 생산해 운기(運氣)함으로써 천기(天氣)와 합일하려는 것이라 할 수 있고, 주문파동은 이런 호흡의 효과와 더불어 소리의 효과를 추가한다. 파동주문을 반복하는 과정에서 우주의 율려와 공명하고, 그러면 순식간에 우주파의 그 운율이 파동을 타고 에너지가 되어 흡수된다. 서양 과학적 측면에서 보면 뇌파인 α파의 공명현상이다. α파는 뇌파의 일종으로 7~14Hz 사이의 뇌파다.

여기서 뇌파는 뇌세포에서 생긴 전기자장파를 말한다. 중간파(구궁파)인 8~10Hz로 동조하면 우뇌의 뇌간을 활성화하여 우주의 에너지와 공명하게 되는 것이다.

뇌장(머리 골 속의 정액)에 진동하는 전류가 형성되면 자극이 활성화되고 자성을 갖게 되어 두뇌의 좌·우반구에 진동하는 자장을 형성하게 된다. 주문수행은 뇌파를 α파 이하로 떨어뜨려 좌·우반구를 통합시킴으로써 동조성을 일으켜 만물의 소리를 듣거나 이미지를 볼 수 있다. 뇌의 심장인 간뇌에는 생명 탄생 이전에 과거의 모든 체험을 기록한 우주 정보가 담긴 잠재의식의 세계가 있다.

해설 뇌파의 종류

베타(Beta, β)파: 14~17Hz, 현실세계, 일반적 의식
알파(Alpha, α)파: 7~14Hz, 기도, 명상 중
세타(Theta, θ)파: 3~7Hz, 졸음 사태, 초능력 상태
델타(Delta, δ)파: 0~3Hz, 무의식의 상태, 혼수상태

만트라를 자주 암송하면 뇌파인 알파파가 림프계와 공명하여 신경계에 영향을 준다. 결국 막힘이 없는 우주의 기를 받게 되는 것이다.

쿤달리니뿐만 아니라 소주천, 대주천, 양신수행까지도 만트라를 통해 가능하다. 이것은 매우 파워풀하고 부드럽고 위험 부담이 없는 방법이다. 그렇지만 이렇게 되기까지는 많은 시간과 인내와 수련이 필요하다.

만트라를 끊임없이 수련하고 고위 에너지를 점점 개발하게 되면 일반인들과 다른 고도의 선정(善政)과 삼매(三昧)를 경험하게 된다. 그것은 고요한 호수에 돌을 던지면 그 파장이 끝까지 전달되듯이 만트라를 반복하면 소리의 힘이 순간순간 뭉쳐져서 우주의 바다, 영혼의 바다에 큰 진동을 낳게 된다.

여러분이 만트라를 백만 번, 일억 번 반복하게 되면 뇌 속의 모든 영역에 스며들어서 모든 체들(에텔체, 아스트랄체, 멘탈체)을 정화하게 된다.

대자연에 충만해 있는 기(氣)를 호흡을 통해 내 몸에 끌어들여 운기(運氣) 함으로써 천지(天地)와 합덕(合德)하려는 것을 단전호흡이라면 주문수도는 이런 호흡과 더불어 소리의 효과를 추가한 것이다. 주문은 정연한 운율이며 그것을 반복하는 과정에서 해당되는 우주의 율려(律呂)와 공명하고, 그러면 순식간에 그 운율에 파동을 타고 에너지가 흡수된다. 만트라 파동에 호흡과 집중된 마음을 실어 우주의 감미로운 파동을 타는 것이다.

2) 마음수련법(요약)

 이 장에서 만다라 암송이나 마음수련법에 대해 논하는 것은 만다라 암송이나 참선의 방법, 종류를 해설하고자 하는 것이 아니라 수정파동요법과 만다라명상 등이 결합되어 사용할 시에는 공명파동의 효과가 증폭된다는 것을 알리고자 함이다.
 수정파동요법과 마음수련법을 간절한 마음으로 동시에 하면 종교인이나 전문 수행인이 아닌 초보자라도 누구나 쉽게 참선의 의미나 수련의 필요성을 느끼게 되며 새로운 삶을 일깨우는 데 도움이 된다.
 '수정파동명상장치' 나 수정파동요법은 만다라 암송이나 모든 수련에 파동 공명을 증폭시켜 우리의 정신적·육체적인 괴로움, 슬픔, 절망 등을 벗어나는 데 조금이라도 도움이 될 수 있게 순수 자연파동으로 제작된 '도우미' 다.

〈마음수련법의 종류〉

(1) 만트라 수련(주문, 언어수행)
 진언은 우주의 진리요 법칙이며, 파동이요 진동이다. 주문 수도의 3대 요체는 소리, 호흡, 마음이다.
 주문 속에 대자연의 에너지가 응축되어 있다. 우리는 순수의식, 깨달음에 도달하기 위해 부단히 반복에 반복을 거듭해야 한다. 마음을 다잡아 일념으로 주문을 암송할 때 한순간의 소리진동이 의식의 진동과 공명하며 순수의식에 도달할 수 있다.

(2) 고행을 통한 수련법

요가를 통한 수련법. 나약함이나 의지를 방해하는 습관을 근절시키는 방법.

(3) 사마타 수행(止: 정신통일법)

사마타 수행으로는 우주의식이나 무의식세계는 넘을 수 없다.

(4) 위파사나 수행(觀: 지혜 해탈법)

빛, 소리, 호흡, 마음의 수행법이며 무의식과 잠재의식을 넘나드는 수행법이다.

위의 네 가지 수행을 행하면서 '수정파동요법'을 동시에 하면 더욱 쉽게 순수의식에 도달할 수 있다.

7. 생명현상의 내분비계와 자율신경계의 관계

내분비계는 자율신경계(뇌하수체와 간뇌)의 신호에 따라 반응하고 자율신경계는 또한 호르몬에 의해 조절되는 상호 연관된 구조로 결합되어 있다.

내분비계는 우주생체 파동적 신호를 생화학적 신호로 바꾸어 인체가 생명현상을 유지하도록 하는 역할을 한다.

그래서 과거의 업생소작도 파동적 에너지로 생명체에 기록된 증상이며 그 역시 내분비계에 영향을 미친다. 생명의 오저(悟底) 깊은 곳에 기원을 둔 업생소작이나 빙의의 병은 양방의술이나 한방이든 의학적 수준으로는 고칠 수 없고, 우주파동의술이나 종교적 도움을 받아야 할 것이다.

몸은 마음의 그림자일 뿐이다. 우리의 몸은 마음의 작용에 따라 놀라운 생화학적 변화를 일으킨다. 내분비계도 마음의 움직임에 따라 그 움직임에 반응하여 호르몬의 생성을 달리하는 마음의 반영자일 뿐이다. 그러므로 마음 닦음은 육신 치유뿐 아니라 정신적인 치료에 필수적이다.

'수정파동요법'과 결합하여 진언, 만다라, 기독교의 주기도문 등 독송을 동시에 하면 우주 생명의 본원적 창조의식과 적극적으로 공명하여 더 높은 차원의 공진(拱辰)된 에너지를 받아 뒤틀리고 삐뚤어진 아(我)의 생명체를 근원적으로 치유하는 방법이 될 수 있다.

차크라	명칭	관련 내분비기관	관련 호르몬	관련내용
첫번째 차크라	기초 차크라	생식기, 난소, 고환, 전립선	에스트로겐, 데스토스테론	-성호르몬 생산
두번째 차크라	천골 차크라	부신	아드레날린, 노르 아드레날린	-돌발상황 대처 -타조직 흥분확장 -글리코겐을 포도당으로 형성 촉진 -혈당치 증가
세번째 차크라	태양신경총 차크라	췌장, 간	인슐린	-인슐린 수축, 억제 -혈당치 감소
네번째 차크라	가슴 차크라	흉선 및 태양신경총	흉선호르몬	-골수에서 만든 T임파구 T세포를 흉선에서 저장하여 세균에 대한 신경전달물질 분비
다섯번째 차크라	목 차크라	갑상선, 부갑상선	티록신	-갑상선 6개 중 위의 4개는 정신지배, 아래 2개는 기능 조절 -인체의 체온조절 -위의 4개 적출시 테티시현상이 일어나 경직, 경련이 일어남(혼문)
여섯번째 차크라	이마 차크라 (제3의 눈)	송과선	멜라토닌	-제3의 눈 -생명자체의 리듬조절 -정신활동에서의 중앙토(土) 역할 -면역계조절 : 면역계 악화되면 정상세포와 비정상세포의 구별이 어려워 각종 암 발생
일곱번째 차크라	왕관 차크라	뇌하수체, 간뇌	뇌의 중추호르몬	-우주파 에너지 수신 -다른 분비선조절호르몬 생산 -성장호르몬 생산 -생명중심의 파동에너지 생산

8. 각종 암(癌)의 발생 원인
(암은 왜 발생하는가?)

호르몬은 신체세포에 무엇을 할 것이며, 언제 할 것인지를 알려주는 화학적 신호이다. 이 화학적 에너지는 신경의 생체전기적 신호에 의해 조절되며 이 생체전기적 신호는 우주파동의 빛, 소리, 색의 신호에 의해 조절된다.

예를 들면 지속적인 스트레스나 감정의 억압이 우뇌를 비정상적으로 항진시켜 간뇌에 영향을 주면 면역계를 지휘하는 송과선의 역할이 원활하지 못하게 되어 면역계가 약화되어 정상세포와 비정상세포의 구별을 할 수 없게 되어 각종 형태의 암이 발생하게 된다. 그리고 음식물의 과다섭취로 인한 담음 발생이 유전적 요인인 비정상적인 세포와 결합하여 각종 암이 발생되는 것이다. 암(癌)은 병이 아니다. 우리 마음속의 잠재의식이 알아서 만들어 내기도 하고 불필요하다면 스스로 해체시킨다.

필요악인 병은 그대로 내버려두어야 한다. 그 병이 신체의 균형을 맞추거나 다른 환경적 액운을 대신 앓고 있기 때문이다. 업보의 고질병은 환자 자신이 남모르게 좋은 일을 많이 하여야 그 공덕으로 심신의 병이 사라진다.

그러므로 우리는 음식물의 과다섭취와 각종 스트레스와 집착, 분노, 무지, 욕심 등을 비워 암을 예방해야 할 것이다.

각종 스트레스나 정신적인 고충[七情過多]은 '수정파동요법'으로 치유하는 것이 좋은 방법이 되고, 음식물의 과다섭취로 인한 담음은 해독요법이나 식이요법으로 조절해야 하고 자연요법으로 치유해야 한다.

각종 암 환자가 근원적인 생명파동의 법칙을 이해하지 못해 명약(名藥)을 찾고 명의(名醫)를 찾아서는 절대 암을 극복할 수 없다.

이 세상에는 그런 명약과 명의는 없다. 우주파 생명에너지의 근원을 이해한 환자 본인이 가장 좋은 명의이고 명약인 것이다. 훌륭한 의자(醫者)는 바르고 올바른 길을 가도록 환자를 돕는 길잡이일 뿐이다.

병의 근본 치유는 본래대로 되돌리는 것이다. 병이 진행되어 왔던 습관, 과식, 집착 등을 하나하나 제거하여 가는 과정이 필요하다.

우리 선조는 선(仙)사상의 《삼일신고(三一神誥)》에서 지감(止感), 조식(調息), 금촉(禁觸)하여 일의화행(一意化行)하면 모든 병으로부터 벗어날 수 있다고 하였고, 부처님께서는 12연기법을 이행하여 오온의 형성을 끊으면 병마와 생사의 고통에서 벗어날 수 있다고 하였다.

기독교, 천주교, 기타 종교의 궁극 목적은 원래대로 되돌리는 데 있다.

우리 스스로 태어날 때 갓난아기의 배내 향을 가진 몸으로 돌리고 천진난만한 마음으로 돌리는 각오만 있으면 어떠한 병도 이길 수 있다.

해설 일의화행(一意化行): 우리 민족의 경전인 《삼일신고》에서

지감(止感): 감정을 억제하고
조식(調息): 호흡을 고르게 하고
금촉(禁觸): 생활 습관을 절제하면
모든 병마의 고충을 벗어날 수 있다고 하였다.

9. 고혈압은 치유될 수 있다

이 장에서의 고혈압의 치유법은 전통적인 고혈압의 치유법을 설명하고자 하는 것이 아니고 일곱차크라의 울결에서 오는 정신적인 요인의 고혈압을 수정파동요법으로 원인을 없애고 예방하고자 한다.

고혈압은 단순히 육체적인 심장의 기능 이상에서 오는 것이 아니다.

고혈압은 다양한 원인으로 인해 발생할 수 있으나 크게 5가지 사례로 분류할 수 있다.

〈 고혈압의 발생원인 〉

1. 비위(脾胃)의 기능 장애에서 오는 경우

; 과음, 과식 등으로 비위장의 기능이 약화되어 피(血)를 재생산하는 기능이 떨어지거나 이상이 발생한 경우

2. 신장(腎臟)의 기능 이상에서 오는 경우

; 비장(脾臟)의 기능이 떨어져 영양을 배당 받지 못하거나 신사구체의 기능이상으로 신정(腎精)의 부족으로 골수에서 새로운 피(血)를 생산하지 못한 경우

3. 신장(腎臟)과 간(肝)의 기능 이상에서 오는 경우

; 간경화나 신의 기능이상으로 대정맥의 기능에 이상이 있거나 협착되어 확장기 혈압에 이상이 생기고 동시에 수축기 혈압에 이상이 생긴 경우

4. 오랜 병 후유증으로 판막이 손상된 경우

; 심장의 판막손상이나 폐결핵 등의 세균이나 바이러스로 인하여 판막이 손상된 경우에 특징적으로 혈압은 매우 높으나 혈압에 대한 증상은 별로 느끼지 못한다.

5. 오랜 기간 동안 잘 낫지 않는 고혈압은?

간경화 등으로 간의 결절이 손상되어 간을 통해 가는 정맥이 좁아져 혈행이 좋지 않고 위장으로 통하는 좁은 정맥이 비위의 기능저하로 협착이 된 경우

인체 장부의 기능장애(1~5사례)와 정신소관인 7차크라의 울체된 감정이 내분비계와 호르몬의 대사장애가 장부의 기능장애를 일으켜 뇌출혈, 심근경색, 뇌경색의 위험을 초래할 수 있으므로 심신의 안정이 중요하다.

수정파동요법은 육신과 정신을 이어주어 파동요법으로 인체의 수승화강(水昇火降)과 정신적 평온을 가지게 하고 혈압을 하강시키는데 도움을 줄 수 있다.

-고혈압 발생의 첫째 원인은 비위장의 기능장애이다. 과음 과식으로 인한 비위의 손상으로 피가 재생산(再生産)이 되지 않고 비장의 영양배당이 되지 않아 신장에서 새로운 피를 생산하지 못해 간과 심의

피 부족현상이 일어나 혈압이 상승하므로 철저한 식생활관리로 비장의 기능을 회복해야 한다.

-두번째의 발생원인은 과음으로 인한 신사구체의 손상과 신정(腎精)의 낭비로 인한 피 부족현상이다.

-세번째의 발생원인은 과음, 과식으로 인한 식생활을 개선하여 간의 기능을 회복하고 분노, 집착으로 인한 울결을 풀어야 한다.
고혈압은 과음, 과식을 절제하는 식생활로 개선하고 무절제한 정(精)의 낭비를 하지 말아야 한다.

-네번째의 발생원인은 현재 몸속에 바이러스가 존재하는지 여부를 살펴 의사와 상의한 후 치료하는 것이 바람직하며

-다섯번째의 발생원인은 자연치유와 병원치유를 동시에 하면서 수정파동요법으로 차크라의 막힘을 해소하여 뇌분비계와 자율신경계의 조화를 이루어 심신을 안정시켜야 한다.

-대부분의 사람들은 상기의 발생원인을 등한시하고 좋은 약과 좋은 음식을 찾아 시간을 낭비하고 있다. 병은 본인이 만든 것이므로 본인 스스로 치유해야 한다. 꾸준히 소식을 하며 심신을 안정하는 것이 가장 좋은 치유법이며 그렇게 한다면 대부분의 사람은 정상혈압으로의 회복이 가능하다.

-4~5의 사례는 몇 년 동안의 꾸준한 노력이 필요하다.

10. 갑상선은 인체의 기능장애일 뿐 병이 아니다(갑상선과 수정파동요법)

우리 인체는 육신의 몸과 정신의 몸이 있다. 육신의 몸으로 보면 갑상선은 티록신이라는 호르몬을 분비하여 인체의 모든 대사작용, 성장, 발육, 생식운동, 체온 등을 소질하고 부갑상선은 호르몬(PTH), 칼시토닌 호르몬을 분비하여 혈중 이온, 칼슘 이온 농도를 조절하는 총체적인 조절기관이다.

정신의 몸으로 보면 갑상선은 영혼과 육신이 지나는 문(門)으로, 이를 '혼문(魂門)'이라 한다. 우주의 파동을 받아들이는 제5 차크라에 속하며 나의 존재를 알리고 진동음을 발산하여 모든 차크라를 울리고 정화시키는 곳이다.

갑상선 이상은 감정이 울결되어 몸과 마음의 에너지가 순환되지 않아 영혼과 육신의 문이 닫혀 일어나는 증상이다. 심장의 허혈(虛血)과 간의 울결에서 오는 현상이다. 우선 육신적인 몸에서는 간과 심장에 피가 충분해야 한다. 우리 몸은 매일 조금씩 혈이 생성, 소멸하고 6개월이면 우리 몸 전체의 피의 순환이 이루어진다. 이때 생성되는 피의 양이 소멸되는 피의 양보다 적고 간혈 부족으로 기(氣)가 상충하고 심혈 부족으로 열이 발생하여 정신적인 스트레스로 인해 제5 차크라의 혼문이 막혀 발생하는 것이다.

처음에는 항진증에서 시작되어 저하증, 석고화, 암으로 진행된다. 서양의술에서 다양한 치료술로 치료하고 있으나 갑상선은 육신적으로는 간과 심장의 허혈(虛血)을 돕고 정신적인 울결을 풀어 원래 왔던 반대 방향으로 서서히 치유하는 것이 바람직하다. 수정파동기구로 우주파 에너지를 수신하여 제 5차크라의 혼문을 열고 약품이나 식품으로 간혈(刊血)을 보하는 치유법을 병행하는 것이 바람직하다. 서양의학적 치료법이나 한의학적 치유법에 수정파동 율려기구 등을 결합하여 사용할 시는 그 효과가 증대될 것이라 본다.

현대 사회의 변화로 육체적인 운동이나 노동이 줄고 컴퓨터 사용 등으로 운동량이 급격히 줄고 과음, 과식, 야식 등 음식물의 과다섭취를 하고 기(氣)의 순환을 원활히 하는 운동(등산 등)은 하지 않아 정신적 스트레스가 쌓여 갑상선의 발생이 급격히 늘어나고 있다.

우리 인체는 기(氣)와 혈(血)의 순환이 원활해야 피가 생성된다. 그러나 대부분의 사람은 좋은 음식을 많이 섭취해야 피가 생성되는 것으로 잘못 알고 있다. 이런 부조화 때문에 갑상선 이상은 더욱 증가할 것이다. 이를 해소하기 위해 기(氣)와 미(味)의 조화와 더불어 정신적인 수행을 겸한 삶이 중요할 것이다.

> 참조 / 기사

20~30대 여성 60% 이상 갑상선 결절 있어
대구 구병원 조사…… "일부는 악성"

갑상선질환 증상이 전혀 없는 20~30대 여성 중 60% 이상이 갑상선결절을 가지고 있다는 조사 결과가 나왔다. 갑상선결절은 갑상선 세포가 과도하게 증식해 혹처럼 자란 것으로 대부분 양성이지만 일부는 악성종양이다.

대구 구병원이 갑상선 질환과 관련된 증상을 보이지 않는 이 병원 여성 간호사 98명을 대상으로 갑상선 초음파검사를 시행한 결과 62명(63.2%)에게서 갑상선결절이 발견됐다. 이 중 결절이 크거나 형태상 악성종양이 의심되는 24명의 갑상선결절 세포를 미세침을 통해 떼어내 정밀 검사한 결과 3명은 갑상선암이었다. 검사받은 간호사의 평균 나이는 28세였고, 갑상선암이 발견된 3명은 21세, 27세, 30세였다. 암이 발견된 3명 중 2명은 양쪽 갑상선 중 암이 발생한 쪽만 절제해내는 갑상선엽절제술을 받았고, 나머지 1명은 두 쪽 모두 떼어내는 갑상선전절제술을 받았다.

구병원 전영산 갑상샘·유방센터장은 "암이 1㎝ 미만이면서 한쪽 갑상선 내부에 국한돼 있고 주변 림프절 전이가 없는 등 몇 가지 조건이 맞으면 암이 생긴 갑상선만 떼어내는 수술이 가능하다"며 "이 경우는 갑상선을 둘 다 절제한 환자와 달리 수술 후 평생 갑상선호르몬제를 복용하지 않아도 되므로 치료 이후 삶의 질이 훨씬 좋다"고 말했다.

(조선일보 2011-02-16 10:33)
이동혁 헬스조선 기자 dong@chosun.com

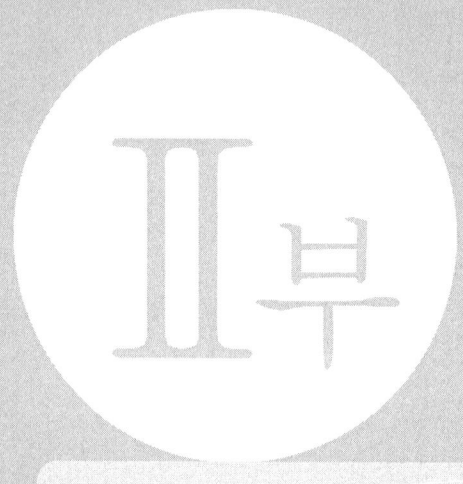

1. 《천부경(天符經)》과 수정(水晶)
   - 《천부경》
2. 차크라 운동(원운동과 직선운동)
3. 태아와 차크라
4. 수정의 토화작용(土化作用)
   1) 토화작용에 대한 현대적 해설
   2) 토화작용에 대한 고전적 해설

미래의 의술은
수정파동요법

5. 수정요법과 동양의술의 만남

   1) 수정과 오운육기(五運六氣)의 만남

   2) 수정의 상생, 상극 치유

6. 미래는 파동의술이다

1. 《천부경(天符經)》과 수정(水晶)

우리 민족의 경전인 《천부경》에는 우주의 생성, 소멸과 삼라만상의 생성과 소멸을 설(說)하고 있다. 우리가 《천부경》을 연구하는 데는 문자의 해설에만 그쳐서 되는 것이 아니고 경(經)이 말하고 있는 뜻을 정확히 이해하여 우리 실생활에 적용하고 응용하여야 한다. 서양 과학의 발달로 천체망원경으로 거시적(巨視的)인 우주를 관찰하고 마이크로 현미경으로 미시적(微視的)인 현상을 관찰하고 있으나 눈에 보이는 물질적인 현상을 보는 것이지 생명현상의 움직임을 볼 수 있는 것은 극히 일부분일 뿐이다. 최근에는 인체진단기인 초음파 등으로 인체의 파장을 측정하여 인체 진단을 하고 있으나 현상의 일부만 파악할 뿐이지 우리의 영(靈)과 혼(魂)의 정신적인 면을 볼 수 있는 것은 아니다.

《천부경》에는 눈에 보이는 나[我]뿐만 아니라 눈에 보이지 않는 파동생체인 또 다른 나[我]의 생명현상까지 설명하고 있다.

우리는 어머니의 자궁에서 탄생하면서 우주의 원운동에서 일시적 직선운동으로 잠깐 형체를 바꾸었다. 그러나 그 어떤 것도 변한 것이 없이 다음에 다시 원운동으로 돌아갈 준비를 할 뿐이다. 그래서 우리는 삶을 살아가는 동안 잘못된 습관과 무지 등으로 삐뚤어진 아(我)의 파동을 근원인 우주파동을 받아 바로잡아야 한다. 그런데 우리는 집착, 분노, 무지 등으로 좀처럼 우주파를 인정하지도 받아들이지도 않으려 한다.

이 우주파 생명체인 파동을 잘 받아들일 수 있는 무엇인가 필요하다. 이 지구상에서 우주의 구조와 인체의 구조가 가장 가까운 '매개체'를 찾는다면 그것은 바로 물의 결정체인 천연수정이다.

이 파장을 바로잡기 위해 '수정파동율려기구'로 우주파를 수신하여 우리 의식 속의 집착, 분노, 무지함 등에 삐뚤어진 아(我)의 파장을 바로잡아야 하며 다음 원운동으로 돌아갈 준비를 하는 것이 바른 삶을 사는 길이다. 나비가 누에로 돌아가듯이…….

해 설 인체와 관련하여 《천부경》의 간단한 문구 해설

(1) 인체구조
세포 1개에 우주를 품고
작은 기관(눈, 귀, 코)에도 우주를 품고
몸 전체에도 우주를 품고

(2) 《천부경》과 인체(天一一, 地一二, 人一三)
뼈마디는 3마디씩 손, 발, 바닥의 음(陰)의 측면은 근육은 3마디로 人의 三을 나타내고, 양(陽)의 측면은 2마디로 지(地)를 더욱 나타내고 전체는 天一을 나타내면서 생명체로 살아 움직이는 우리는 天一一, 地一二, 人一三을 포함하며 大三合六, 生七八九하여 만물이 생존하며 움직인다.

(3) 《천부경》과 색깔: 원운동, 직선운동

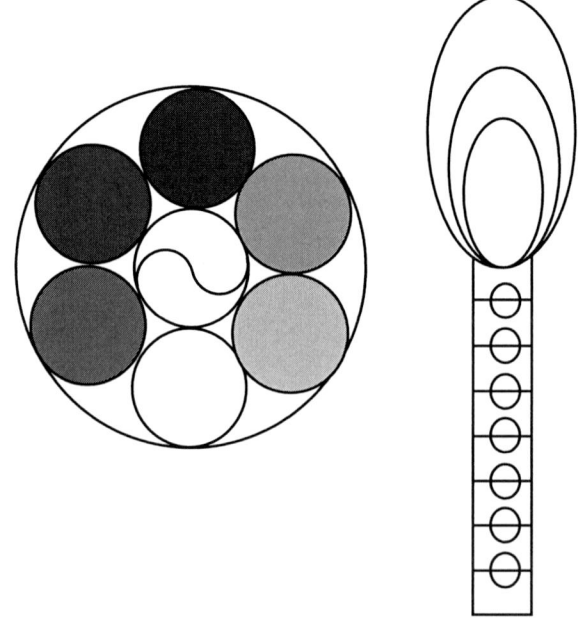

해설 〈인체와 관련하여 《천부경》의 간단한 문구 해설〉

● 大三合六 生七八九
　　七: 빛의 七色(7색)
　　八: 소리의 八律(8율려)
　　九: 9개의 形(형상)

● 人中天地一
　天地가 하나가 되어야 한다.
　一 意化行 : 天, 地, 人이 조화를 이루어 하나가 되어야 모든 병마의 고충에서 벗어날 수 있다.
　지감(止感), 조식(調息), 금촉(禁觸): 적당히 듣고, 맑은 호흡을 하고, 욕심에서 벗어나야 한다.

● 天一一, 地一二, 人一三
　大三合六 生七八九
　일적십거(一積十鉅)한 입체의 원구 안에는 19개의 원구가 들어가고, 19개의 원구의 합이 천구(天球)가 되어 19개의 구를 가진 생명체로 탄생.
　따라서 19개 구의 핵을 찾아 치유의 핵심을 찾아야 한다.

● 두뇌의 치유: 向上問(1개), 通天問(4개)
　몸의 치유: 7차크라 힐링

※ 신의(神醫)는 스스로 깨쳐야 한다. 비인비전(非人非傳)되어야 하므로……

《 천부경 》

一始無始一　　　　　　　일시무시일

析三極無盡本　　　　　　석삼극무진본

天一一地一二人一三　　　천일일지일이인일삼

一積十鋸無櫃化三　　　　일적십거무궤화삼

天二三地二三人二三　　　천이삼지이삼인이삼

大三合六生七八九　　　　대삼합육생칠팔구

運三四城環五七　　　　　운삼사성환오칠

一妙衍萬往萬來　　　　　일묘연만왕만래

甬變不動本本心本太陽　　용변부동본본심본태양

昂明人中天地一　　　　　앙명인중천지일

一終無終一　　　　　　　일종무종일

2. 차크라 운동(원운동과 직선운동)

차크라는 원운동과 직선운동을 반복한다. 《천부경》의 우주도형과 원효대사의 원륜광명도는 우주 본래의 모습이고, 지축이 23.5°기울었기 때문에 지구에 살고 있는 사람, 식물, 동물이 생존하기 위해 손과 발, 나뭇가지들이 생겨난 것이다. 즉, 원운동에서 직선운동으로 잠시 형체를 바꾼 것이다.

차크라는 직선운동 속에 작은 원운동으로 꾸준히 움직이고 있다. 또한 물질과 정신도 반복해서 탈바꿈하고 있다. 우리 인체의 7차크라는 어머니의 자궁 속에서 원운동에서 탄생하여 바깥세계의 직선운동으로 잠시 형태를 바꾸어서 생활하고 있다.

우리가 삶을 살아가는 동안 원운동과 직선운동을 계속 반복하고 있다. 이 운동 속에 심(心), 신(身), 영(靈)이 움직이고 있다. 운동에 이상이 생기면 차크라가 막힌다. 차크라가 막히면 몸과 마음, 영혼에도 이상이 생긴다. 막힌 차크라를 풀어 심, 신, 영이 조화를 이룰 때 건강하고 행복하고 평화로운 삶을 살 수 있다.

'수정파동요법'은 심, 신, 영이 잘 드나들 수 있게 하고 상호조화를 이룰 수 있는 길잡이 역할을 할 것이다.

3. 태아와 차크라

태아의 발달단계에서 차크라는 어머니의 자궁에서 역순으로 흘러들어가 왕관 차크라에서 시작하여 제3의 눈 차크라가 발전하고 →…→…→뿌리 차크라가 최종적으로 발달하면서 새로운 인간세계와 연결되어 우리의 환경 속으로 들어오도록 준비하면서 계속 발달한다.

태아는 자궁에서 자라고 있는 생명인 자신이 거부되었다고 느끼거나 엄마가 계속되는 스트레스 상태에 있다면 에너지 체계에서 방해물의 싹이 자궁에 갑자기 나타날 수 있다. 애정이 깃든 배려는 자궁에 있는 작은 존재에게 완벽하게 만족스러우며 안전하다고 느끼게 해줄 진동을 에너지 체계에 제공해 줄 것이다.

탄생될 때 아이는 자기 인생의 첫 아홉 달 동안 무시간성과 무중력성의 행복한 상태에서 원운동을 하고 지내다가 자신에게 영양과 보호를 제공해준 이 완벽한 육체적 안전함을 떠나면서 직선운동으로 바뀌면서 우리 인체에서 1~7차크라로 나열된다. 그러나 7차크라는 직선운동을 하면서 개별적으로 원운동을 하고 있음은 당연하다.

4. 수정의 토화작용(土化作用)

자연계의 춘하추동의 계절변화는 봄의 따뜻한 기운이 동토의 겨울을 더욱 춥지 않게 억제하고, 가을의 서늘한 기운이 무더운 여름의 열기를 더 올라가지 않게 억제한다.

우리 인체도 자연계와 같이 心(日), 腎(月) 운동을 한다. 심장[心]의 따뜻한 열이 신상[腎]의 찬[寒]기운을 더 차지 않게 데워주고, 신장의 찬 기운이 심장의 뜨거운 열(熱) 기운을 식혀주며 우리 인체의 기혈순환을 원활하게 한다. 자연계에서 봄의 따스한 햇살을 안은 봄바람이 토화작용이며, 가을의 서늘한 산들바람이 토화작용이다. 즉, 자연계의 정상적인 기운을 머금은 계절풍이 토화작용이다.

우리 인체에서는 비장(脾土)이 자연계와 같은 토화작용을 한다. 그래서 비장을 '중앙토(中央土)'라 하는 것이다. 음식을 알맞게 섭취하고 영양식을 하여야 우리 인체의 토화작용이 원활히 이루어질 수 있다. 우리는 자연에 순응하여 사는 생활을 무시하여 기혈 순환이 막혀 육체적·정신적 고충을 받고 있다. 이러한 육체적·정신적 고충에서 벗어나기 위해 서양의술의 치료법, 동양의술의 침, 뜸, 약물, 기 치료 등 다양한 치료를 받고 있지만 우리 인체에 스며들어 있는 역풍(逆風)을 걷어내지 못하고 있다. 자연의 순수한 '수정파동율려기구'는 인체의 역풍을 걷어내고 계절풍인 순풍(順風)을 일으키는 데 도움을 준다. 우리 인체는 상승과 하강이 되지 않으면 기혈 순환이 막혀 여러 가지의 병(病)으로 시달림을 받는다. 우리가 천지(天地)에 순응해 살면 고통이나 병마에 시달리지 않겠지만 복잡 다양한 현실의 생활이 우리를 병마의 고통에 시달리게 한다.

우리는 병마의 고통으로부터 벗어나기 위해 침술, 경락, 약, 기공 등 많은 의료 치유술에 의존하고 있다. 기공, 단전 등은 정신적인 면을 강조하여 정신을 바로 세우기 위해 노력을 기울이고 약품, 식품 등은 육신의 면을 강조하여 건강한 육신을 갖도록 노력을 기울이고 있다.

가장 균형 잡힌 치료, 치유법은 정신과 육신의 조화에 있다. 육신이 너무 많은 손상을 입은 자는 정신을 아무리 강조해도 회복이 잘되지 않으며 정신이 많이 핍박된 자는 아무리 좋은 약물과 음식을 섭취하여도 육신이 회복되지 않는다. 우리가 보고 느끼고 생각하는 것이 에너지체에 영향을 미친다. 또한 인간은 정신과 육체를 부양하기 위해 음식을 섭취하지 않으면 안 된다. 그러나 음식물이란 순수, 음양(陰陽)이 아닌 감리[坎離(水火)] 정신의 부류인 것이다. 여기에서 인간에게 기혈(氣血)이 생성되는데 그 기혈이 바로 음양의 비순수성을 말한다. 인체의 소우주는 기혈(氣血)의 생성으로 정신이 창조되며 기혈이 수곡(水谷)에 의해 生하므로 그 정신은 바로 수곡의 정기이다. 정(精)이 축토지기(丑土之氣; 인체 脾土)를 상승함으로 신(神)으로 화(化)하는 것을 정기신(精氣神)운동이라 하고 신(神)이 미토(未土; 인체의 脾土, 肺氣)에 의해 하강하여 精으로 化하는 것을 氣精形운동이라 한다. 한의사, 의사, 자연 치유사 등이 환자에게 아무리 정신과 육체의 조화를 강조해도 소 귀에 경 읽기다.

치유사는 의뢰자의 정신적인 면과 육체적인 면을 정확히 파악하여 적절히 균형 잡힌 土化作用(精, 氣, 神운동)이 되게 하여야 한다.

'수정파동요법'을 현대 서양의술이나 동양의술, 자연요법과 결합하여 사용하면 더욱 효과를 낼 수 있다. 수정으로 토화작용을 할 수 있는 방법은 다음과 같다.

(1) 수정파동율려(律呂)기구를 근간으로 하여

(2) 수정차크라요법

(3) 수정명상요법

(4) 수정온열요법

(5) 수정파동수요법 등

모든 수정요법이 토화작용을 활성화하여 기(氣)의 상승과 하강에 도움을 준다. 특히, 수정파동율려기구는 모든 수정 요법에 기본이 되는 기구이다. 이 기구는 단순한 기구가 아니고 우리 생명활동의 토화작용(土化作用)을 돕는 것으로, 생명체처럼 귀중히게 여기고 간절하고 고마운 마음으로 대해야 순수한 우주파와 교신할 수 있다.

기존의 치유법에다 '수정파동요법'을 결합하여 사용하면 인체의 내분비계와 호르몬계가 활성화되어 장부의 기혈 순환이 촉진될 것이다.

1) 토화작용에 대한 현대적 해설

만물은 공간을 토대로 생성, 소멸하며 공간 위에서 살아가고 있다. 이 공간에서 일어나는 기능이 토(土)의 기능이며, 순간순간 변화를 만드는 작용을 하는 것이다.

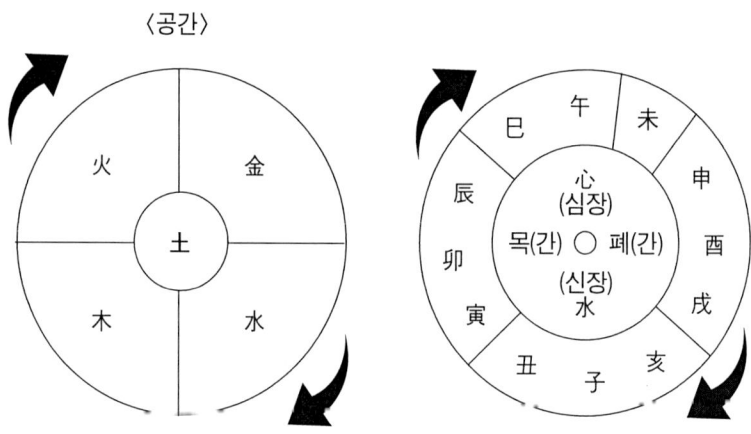

- 시간의 축(丑), 진(辰), 미(未), 술(戌)의 4가지 土가 공간의 木, 火, 金, 水 에 작용하여 생성, 소멸을 반복한다는 뜻이다.

- 인체의 장부에서는 비장/위장의 土가 간, 심, 폐, 신장의 기능을 조화롭게 조절한다는 뜻이다.

- 土(비장)의 기운이
  봄이면 간의 기운이 상승하는 것을 억제하고
  여름이면 심장의 기운이 팽창하는 것을 억제하고

가을이면 폐의 기운이 수렴하는 것을 도와주고
겨울이면 신장의 기운이 저장하는 것을 도와준다.
이것이 우리 인체의 토화작용(土化作用)이다.

2) 토화작용에 대한 고전적 해설

우리 인체는 정신을 담은 그릇(육체)에 비유할 수 있다. 그래서 생리적인 기능도 잘 조절해야 하고 또한 정신적인 기능도 조절을 잘해야 하는 것이다.

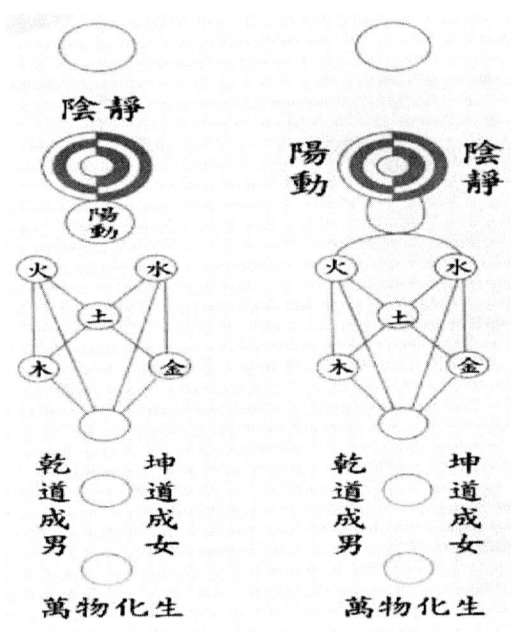

丑土(비장)는 간(肝木)이 작용하는 기초를 이루고
辰土(비장)는 심(心火)이 작용하는 기반이 되고
未土(비장)는 폐(肺金)가 작용하는 기본이 되고
戌土(비장)는 신(腎水)이 작용하는 기원을 이룬다.

> **해설**
>
> 土化作用이 각각 肝心/肺腎에 작용하여 이질적인 木, 火, 金, 水(肝心/肺腎) 간에 일어나는 투쟁 상태를 잘 조절하면 혈(血)의 생성과 인체 수승화강이 잘될 수 있다는 것을 설명해놓았다. 그래야만 정신을 담는 좋은 그릇(육체)이 될 수 있다.
>
> 〈우주변화의 원리, 한동석 저〉

> **해설**
>
> 축토(丑土), 진토(辰土), 미토(未土), 무토(戊土)란?
> 자연계에는 봄, 여름, 가을, 겨울의 4계절을 순환하게 하는 기운(환절기)이 있으며 우리 인체도 4가지 비장(土)작용이 있어 정신과 육신의 조화를 이루는 수승화강(水昇火降)이 있고 또한 피를 생산한다.
>
>   cf: 心(土)은 중덕이므로 변화에 관여하지 않는 타고난 바탕이다.
> 피는 비장의 영양과 상화(相火)의 따뜻한 온기에 의해 생성된다.
>
> - 우리 이웃에서 중앙[脾土]을 잘 조절하고 자연에 순응한 자(者)만이 장수를 하였고, 과식하는 자는 한 명도 수(壽)를 누리지 못했다.
>   과식을 하면 비/위를 상해 토화작용이 잘되지 못해 장수하는 사람이 없다.
>
> - 우주에서 日月이 운동하는 것처럼 인간도 心(日), 腎(月)이 日月을 대행하고 있다.
>   · 우주와 인간의 陰/陽 교류
>   비장의 토화작용에 심, 신의 음양운동이 토화작용을 촉진시킨다.
>   또한 비장은 심, 신의 상극성(相剋性)을 조절한다.

5. 수정요법과 동양의술의 만남

　동양의술은 인체의 조직이나 기관, 장기는 각기 분리되어 따로 활동하는 것이 아니라 생명활동이라는 대전제 아래 기능적으로 조화를 이루어 활동하고 있다는 정체관념(整體觀念)에 근거를 두고 있다. 음양오행설에서는 음양을 구분하여 질병의 진단과 치료에 결합시키고 오행의 상생, 상극, 상모, 상외의 유기적인 조화를 치유의 근본으로 삼고 있다. 동양의술은 육신치료와 일부 정신치료에 많은 역할을 하고 있다.

　우리 인간은 정신적인 몸과 육체적인 몸을 가지고 있으므로 육신과 정신적인 고충에서 벗어날 수 있는 치료 및 치유법이 절실하다. 그 한 예로 현재의 생활에서 우울증 환자, 정신지체아의 수가 급증하고 있다.

　정신질환의 치유는 기존 한의학에서도 오지(五志)의 치료를 하고 있고 서양의술의 정신과에서도 치료에 많은 도움을 주고 있으나 한계점에 봉착해 있다.

　'수정파동요법'을 동양의술이나 서양의술에 접목한다면 한층 더 치료효과를 높일 수 있다.

　예를 들어

　(1) 침술에 '수정파동요법'을 결합하면 침의 효과를 증가시킬 수 있고,

　(2) 약물이나 식품에 수정파동수요법을 결합하면 약과 식품의 효과를 증가시킬 수 있으며,

(3) 침술에 '수정파동온열요법'을 결합하면 몸속의 냉기, 독소 배출 효과를 증가시킬 수 있다.

위의 '수정파동요법'에 절실하고 간절한 마음으로 임하면 현재의식을 떠나 잠재의식이나 무의식의 세계를 여행하기도 한다. 그래서 우리는 가끔 현재의 삶을 돌아보며 한 발짝 뒤로 물러서는 지혜를 가져야 한다.

1) 수정과 오운육기(五運六氣)의 만남

오운육기는 자연현상의 변화섭리를 설명하는 학설로, 우주에는 오운육기가 있어 만물이 조화하고 인체의 오장육부는 운기(運氣)에 따라 순환 조절할 수 있다는 것이다.

오운은 다섯 가지 운(運)인 木, 火, 土, 金, 水의 운동성을 본성으로 삼아 시작도 끝도 없이 영원히 살아 움직이기 때문이다. 육기(六氣)는 자연의 기운인 풍(風), 한(寒), 서(暑), 습(濕), 조(燥), 화(火)를 말한다. 그것은 생명체를 낳고, 기르는 데서 '기(氣)'라고 말한다.

오운(五運)을 인체에 적용하면 간, 심, 비, 폐, 신의 오장(五臟)이고, 육기(六氣)를 인체에 적용하면 담, 소장, 위장, 대장, 방광, 삼초(三焦)의 육부(六腑)다.

오운육기의 흐름을 파악하여 우리 인체의 장부와 질병을 진단하는 데 참고하고, '수정파동온열요법'은 육기(六氣)의 부조화로 인해 우리 인체에 병이 났을 때 육기를 제거할 수 있고, 한의사, 한약사, 자연치유사 등은 동양의술과 결합하여 치유하면 효과가 증폭될 수 있을 것이다.

2) 수정의 상생, 상극 치유

'수정파동요법'과는 별도로 천연수정을 선택하여 오행(木, 火, 土, 金, 水)의 상생, 상극을 치유할 수 있으나 전문적 내용이므로 이 장에서는 생략하기로 하고 간단한 예를 들기로 한다.

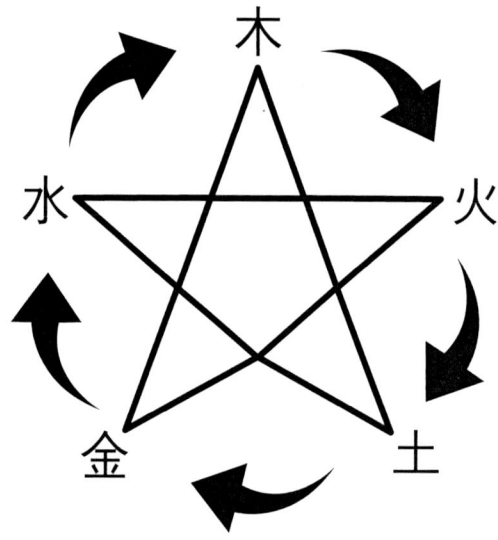

오운육기(五運六氣)를 살펴 '천연수정파동'으로 상생(相生), 상극(相剋), 상모(相母), 상외(相畏)와 오치방, 오사방으로 오운과 육기의 상태에 따른 기의 파장을 넣거나 빼서 보사를 할 수 있다. 가령 간의 기운이 너무 많으면 폐에 해당하는 차크라와 경락에 더욱 강한 보석을 놓아 기를 북돋워 간의 기운을 사(瀉)하는 치유를 할 수 있다.

6. 미래는 파동의술이다

　파동요법은 주역(周易)의 음양오행(陰陽五行)에 근거를 둔 기존의 한의학 이전의 자연파동에 근거를 둔 학문이다. 인체의 생체전류를 측정하여 인체와 동일한 파동수를 만들어 활용하고 있는 서양의 양자의학과도 근원적으로 다른 자연의 순수한 매개체를 활용하는 순수자연파동요법이다. 파동요법은 육신의 치유 뿐 아니라 성신의 영역까지 그 파동의 효과를 미친다. 우리는 눈에 보이거나 손에 잡히는 현상이외에는 믿으려고 하지 않는다.

　현대물리학에서 물질의 최소단위를 파동(波動)이라고 증명하고 파동은 빛, 소리, 색깔, 향기로 이루어져 있다는 것을 밝혀 놓았다. 그러므로 만물의 소리는 파(波)요, 색(色)이요, 빛(光)이다. 파(波)는 곧 상(象)인 것이다. 그것을 에너지의 다른 형태로 나타낼 때 정(精), 기(氣), 신(神)으로 나타난다. 그리고 빛, 음, 색을 고도로 집적(集積)할 때 형체(形體)라 한다.

　우리 인체도 당연히 빛, 소리, 색깔, 향기로 이루어져 있으므로 파동요법도 소리파동, 색깔파동, 파동수요법등 다양하게 적용할 수 있을 것이다. 가령 우리 인체와 가장 가까운 물에 수정파동을 전사하여 그 물을 복용하는 것도 파동요법의 일부이다.

　우리 몸의 각각의 장기(臟器), 세포(細胞)들도 각자의 고유파동을 가지고 있다. 각자가 다른 파동이면서 서로 유기적인 관계를 가지고 있다. 1930년대, 영국의 세균학자인 에드워드배치박사에 의해 창안된 플라워 에센스(flower essence)는 꽃의 에너지와 파동을 물에 전사하여 그 파동이 전사된 물을 사람이 복용함으로서 몸과 마음을 치유하는 일종의 파동요법이다. 그 물에 전사된 것은 파동뿐이다. 꽃이 지닌 성분이 물에 녹아든 것은 아니다. 화학적으로 분석하면 그냥 물이다. 우리 몸의 질병으로 인한 모든 증상은 그 질병이 가지는 독특한 파동이 있는데 그 파동의 반대의 파형(波形)을 일으켜 질병을 치유할 수 있다. 이것이 물의 파동을 이용한 동종요법의 한가지 예이다.

또 한 예로 근래에는 각종 암(癌)이 증가하고 있다. 암의 발생원인도 우리 인체의 고유파동이 자연파동에 주파수를 맞추지 못해 일어나는 현상이다. 현대의학에서는 국소적인 현상을 관찰하여 방사선, 항암치료, 수술등의 치료를 하고 있다. 어느 부위에 일시적으로 암의 크기가 작아졌다고 암의 치유효과가 나타난 것이 아니다. 장기적으로 보면 몸의 전체적인 면역력이나 자연치유력이 회복되었느냐가 중요한 것이다. "수정파동요법"은 순수한 자연파동으로 육체적인 면역력 증가와 우리의 무의식속의 집착, 분노, 억울등으로 뭉쳐진 파동에너지를 해소하여 자연파동에너지로 바꾸어 심신의 조화를 이루게 하는 자연요법이다.

우리는 자연이 주는 다양한 파동을 의술, 예술, 미용등 모든 분야에 활용하여 우리의 삶을 윤택하게 해야 하며 자연이 주는 조건없는 만물의 파동에 고마움을 가져야 한다.

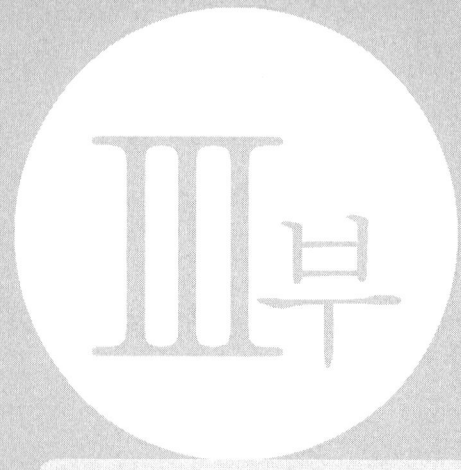

1. 개요(수정파동)
2. 수정파동요법(진정한 의미의 통합치유란?)
3. 수정파동결합요법이란?
   1) 수정파동요법
   2) 수정파동색깔요법
   3) 수정파동온열요법
   4) 수정파동온열요법이란?
4. 수정파동요법 및 기구
   1) 수정파동율려(律呂)기구
   2) 수정파동온열기
   3) 수정파동손발온열기

미래의 의술은
수정파동요법

    4) 수정파동온열침대

    5) 수정파동명상 House

    6) 2차크라(하단전) 수정파동온열기구

    7) 수정왕관(1)(2)

    8) 수정베개

5. 수정파동기구로 맑고 아름다운 피부 가꾸기

6. 수정파동수란?

  1) 수정파동수(감로수) 만들기

  2) 동종요법과 결합한 수정파동수

1. 개요(수정파동)

만물은 시간(과거, 현재, 미래), 공간(전후, 좌우, 상하), 작용(생명작용)에 의해 끊임없이 상호 교류하고 있다.

차크라는 다양한 형태의 에너지를 받아들이고 변환시키고 분배하는 역할을 한다.

우리 몸은 물리적 몸, 정서의 몸, 마음의 몸, 영혼의 몸을 가지고 있으며 각각의 몸들은 고유한 진동수를 가지고 있다. 각 진동수의 범위 내에서 춤추는 에너지 같으며 인간이 진보할수록 각 몸의 진동수가 올라간다.

수정은 각 몸의 진동(振動)을 가속화(加速化)하여 에너지들이 그 범위 안에서 가장 높은 수준의 진동을 찾도록 도와준다. 수정파동요법은 순수 자연 요법이므로 금기사항도 없고 부작용도 없다. 수정을 사랑과 존경으로 대하고 간절한 마음으로 감사하고 자연스럽게 받아들이면 된다.

당신의 차크라에 있는 방해물이 용해될 때 애초에 그 방해물들을 야기한 경험이나 느낌을 경감시킬 수 있다. 안정적이거나 잠재의식 속의 기억으로 일시적 성격의 결함이 일어날 수 있다. 이 모든 반응을 방해하지 말고 일어나도록 놓아두라. 웃음도 눈물도 억누르지 말 것이며 당신이 경험하는 모든 것은 차크라가 자연스럽게 정화되기 위해 일어나는 귀중한 양상이기 때문이다.

  수정의 중요한 점은 진동한다는 것이다. 수정은 어떠한 에너지라도 흡수 증폭하는 성질이 있어 외부로부터 압력을 가하면 결정의 양단에 전기적인 분극이 생기고 1초에 32.789Hz의 진동이 발생한다. 수정의 구조는 육각구조이고, 인체의 기본적인 분자구조도 육각형이다. 우리 몸의 대부분을 이루고 있는 물을 통해 수정의 진동은 우리 몸의 분자에 영향을 미쳐 수정과 공명진동을 하게 되고 수정의 에너지는 우리 몸에 영향을 미칠 수 있게 된다. 우리 몸의 DNA가 우리 몸의 모든 정보를 가지고 있듯이 수정은 지구가 형성될 때 지구의 DNA를 가지고 있다.

  수정은 에너지를 증폭하는 결정체이며 동시에 가장 강력한 힐링 에너지를 가지고 있고, 면역체계를 자극하여 신체의 밸런스를 이루게 한다.

2. 수정파동요법(진정한 의미의 통합치유란?)

　우리 인체는 7개의 기관(내분비계)이 대뇌와 연결되어 있다. 대뇌의 명령에 따라 내분비계에서는 각각의 효능을 가진 호르몬을 분비하여 우리 인체가 정상적인 기능을 하게 한다. 우뇌의 기능인 무의식계는 장부와 연결되어 교감신경과 부교감신경을 자극하여 장부의 율려(음/양) 운동을 하게 하고 좌 뇌는 의식계와 연결되어 운동신경계(감각, 지각신경)와 연결되어 있다. 잠재의식계는 의식계와 무의식계를 연결하여 정신과 육신의 조화를 이루도록 하고 있다.
　대뇌의 영향이 무의식계(장부)와 의식계(감각, 지각)에 영향을 미치고, 반대로 장부와 의식계가 대뇌에 영향을 미쳐 상호간에 작용을 하고 있다.
　대뇌의 정신적인 스트레스나 충격은 내분비계를 교란시켜 호르몬의 분비를 과다 또는 과소하게 분비하여 장부의 기능장애와 더불어 감각, 지각신경계의 운동장애를 가져올 수 있다. 반대로 과음, 과식, 운동부족 등의 장애는 대뇌에 영향을 미쳐 두통, 우울증, 공황장애, 자폐 등의 정신적 질환을 가져온다.
　그래서 진정한 의미의 치유는 육신과 정신의 통합 치유가 동시에 이루어져야 한다. 예를 들어 현대의술은 분석의학으로 분야별로 많은 발전을 하여 정신과, 내과, 외과 등 개별 치유에 많은 공헌을 하고 있고,

한의학 역시 정체 관념의 이론으로 인체의 기능을 연관 지어 치료하고 있으며, 대체의술 분야에서는 氣치료, 단전호흡, 동종요법 등 다양한 치유법이 있으나 진정한 의미의 정신과 육신의 통합치유에는 부족함이 많다.

본인은 수정온열파동침대, 수정명상파동장치, 수정파동온열기구, 수정파동단전온열장치 등 다양한 기구를 개발하여 수정의 자연파동으로 기(氣)의 흐름을 원활히 함으로써 소주천, 대주천을 동시에 열리게 하여 정신과 육신의 통합 치유에 조금이나마 도움이 되고자 노력하고 있다.

특히 수정파동침대의 개발은 '인체 후면을 동시에 치유할 수 없을까?' 하여 2년 6개월간 각고의 노력 끝에 세계에서 최초로 개발하였다. 인체의 전, 후, 측면을 동시에 치유하는 수정파동침대는 치유의 증대를 가져올 것이다. 그리고 수정파동요법은 현대 서양의술이나 한의학, 피부미용, 대체의술 등과 결합하여 사용 시 더욱 많은 효과를 가져올 수 있다.

해 설

- 호르몬이란 내분비선에서 혈관으로 분비되는 조절 물질이다. 이것이 혈관을 타고 표적세포로 전송된다.
- 내분비계는 신체의 항상성 유지와 생식, 발생에 중요한 역할을 하는 호르몬을 생산 분비하는 '선(線)'과 조직들의 모임을 말한다.
- 내분비선들은 그들이 분비하는 호르몬을 통해 몸 안에서 다양한 대사과정을 조절하는 기관이다.
- 대주천(大周天)과 소주천(小周天): 충맥을 타고 기(氣)가 수정파동온열요법을 통해 차크라 문이 열리는 듯 소주천과 대주천이 동시에 열리는 자연파동요법이다. 우리 인간의 氣의 에너지 값은 우주에너지와 원래 동일하므로 수정파동요법으로 자연에 나를 맡기는 氣수련이 가장 적합하다

3. 수정파동결합요법이란?

　수정은 물리적 차원과 정신적 차원의 통로이다. 우리는 그 통로를 통해 광물, 동물, 식물과 의사소통을 할 수 있고 외부 차원의 물질세계와 파동, 향기, 색깔, 수정, 수정파동요법 등으로 증폭된 정보를 교환할 수 있다. 형이상학적인 정신이 물질적인 신체에 전달되어 그들 스스로 균형과 안정을 가능케 한다. 하늘과 땅은 아름다운 소리와 조화로운 전체를 구성하고 동참하여 차크라를 정화, 조화, 자극하여 차크라 진동에 상응하여 작용을 강화하고, 지지하며, 사랑으로 결합한다.
　따라서 순수하고 간절한 마음으로 임해야 수정의 도움을 얻어 그 효과를 증폭시킬 수 있다.

　우리는 육체의 부정적인 에너지장을 제거하기 위해 정(精), 기(氣), 신(神)을 활성화하는 단전호흡, 요가, 기수련 등을 받고 있다. 이러한 요법들은 나름대로 심신을 안정시키는 데 많은 역할을 하고 있다.
　그러나 의심이 많은 사람들은 눈에 보이는 현상만을 인정하려 하고 보이지 않는 현상은 인정하지 않으려고 한다. 그래서 몸뚱이만 중요시하며 좋은 음식이나 먹을거리를 찾아 방방곡곡 다니며 과식을 하여 기혈(氣血) 순환이 막혀 육체적인 고통을 호소하기도 한다. 그래서 의자(醫者)나 자연요법사 등은 기(氣)와 미(味)의 조화를 통해서 건강한 몸을 가질 수 있다는 중요성을 설득하여야 할 의무가 있다고 생각한다.

일부의 사람을 제외한 대부분의 사람은 미(味: 약, 식품, 음식)의 중요성만을 강조하고 시간부족, 공해, 인스턴트식품, 스트레스 등 바쁜 생활로 精, 氣, 神(절제된 식사, 호흡, 맑은 정신)의 중요성을 제대로 인식하지 못하고 심신이 부조화를 이루어 병마의 고통에 시달리고 있다. 일부의 사람이 아닌 모든 사람이 바쁜 생활 중에도 손쉽게 심신(心身)의 안정을 취할 수 있는 대중적인 장소와 요법이 필요하다. 수정결합요법은 기존의 전통적인 치유법(침술, 약물, 물리치료, 정신치료 등)과 결합하여 치료효과를 증폭할 수 있고 자연요법인 음악, 향기 등과 결합하여 건강증진을 할 수 있다.

그래서 수정파동결합요법은 각자에게 주어진 업무 범위 내에서 선택하여 기존의 의술에 결합하여 운용하는 것이 필요할 것으로 본다.

서양의술을 다루는 의사는 의사대로, 동양의술을 다루는 한의사는 한의사대로, 자연요법사는 요법사대로, 피부미용사는 미용사대로 업무영역 범위 내에서 치료, 치유, 시술하는 것이 바람직할 것으로 본다.

수정파동결합요법은 생명에너지를 활성화시키고 자연치유력과 면역력을 높여 많은 사람이 心身을 편안히 하여 건강을 증진하는 데 많은 도움이 될 수 있을 것이다.

예를 들어 한방의학적으로 각종 침술에 '수정파동요법'을 결합하여 시술하면 파동의 증폭으로 기의 응체, 기의 편재, 기의 부조화, 기의 부족을 바로잡아주어 치료효과가 증대될 것이고, 서양의술은 수술 전후에 수정파동요법을 병행하면 생명에너지를 활성화하고 자연치유력과 면역력을 높여 환자의 정신안정과 치유효과를 높일 수 있을 것이다. 피부미용사, 수정요법사 등은 수정파동온열요법 적용 시 '미용 및 심신 피로회복'에 도움을 주고 아름답고 깨끗한 피부를 가꾸는 데도 도움이 될 것이다.

해 설

- 현재 외국에서는 건강과 뷰티를 하나로 묶은 전반적인 웰빙 서비스를 제공하는 SPA가 유행이다. 우리나라에서도 일부 호텔 및 리조트에서 적용하고 있으나 아직 걸음마 단계이다. 앞으로 '수정파동요법'은 가장 한국적인 SPA운영에 적합할 것으로 본다.

〈월간 Esthetics〉

치료(治療) : 현재 앓고 있는 병을 치료하는 것
치유(治癒) : 장래에 일어날 병을 예방하는 것.

1)수정파동요법

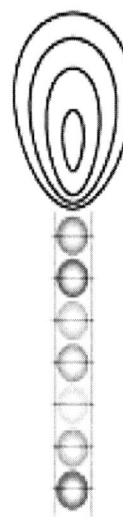
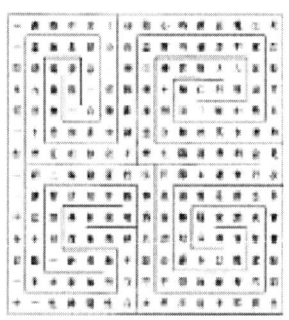

 우주의 소리는 빛이요, 음(音)이요, 색(色)이며 생명(生命)이다. 우주는 파동이다. 소리로서 소리의 힘을 얻고, 음향으로서 음향의 힘을 얻고 파동으로서 공명한 힘(力)을 얻는 것, 그것이 우주의 생명 원리이다.

 수정파동요법은 소리(소우주인과의 파동)와 소리(대우주의 파동)로 합해져서 그 파동이 증폭되어 공진 합류할 것이다. 이 합류된 파동이 회향력(回響力)으로 우주의 메아리가 되어 증폭되면서 나에게 되돌아온다. 원래 왔던 근원으로 되돌아온다. 우주는 자신의 무한한 힘과 능력을 사용하기를 허락한다. 우주의 높은 차원의 의식과 공명환원한 에너지를 받아서 처음부터 뻬뚤어진 아(我)의 생명체를 근원적으로 바로 잡아야 한다.

 우주의 파동은 색깔, 문양, 선의 영상으로 나타난다. 생각이나 소리 등은 모두 같은 형태의 에너지이기 때문에 같이 반응한다. 생각이 신경

세포를 정화시키는 신 에너지로서 두뇌의 피질을 자극하여 형태를 갖춘 사념파(思念波)로서 나타난다. 에너지 불변의 법칙($E=mc^2$)에 따라 사념의 에너지가 전자파의 파동형태로 주위사방으로 퍼져 우주 끝까지 빛의 속도로 퍼져 나간 후 원래 왔던 근원으로 되돌아 온다.

  우리의 의식적(집착, 분노, 무지 등) 마음이 물질적 육체에 갇혀 버렸기 때문에 병마의 고통에 시달린다. 우리는 우주의 파동과 조화를 이룰 수 있도록 자신을 조율하여야 하고 이 신성한 에너지의 흐름을 받아들여 그것이 온몸의 세포 하나하나에 스며들도록 자신을 열 수 있게 하여야 한다.

2) 수정파동색깔요법

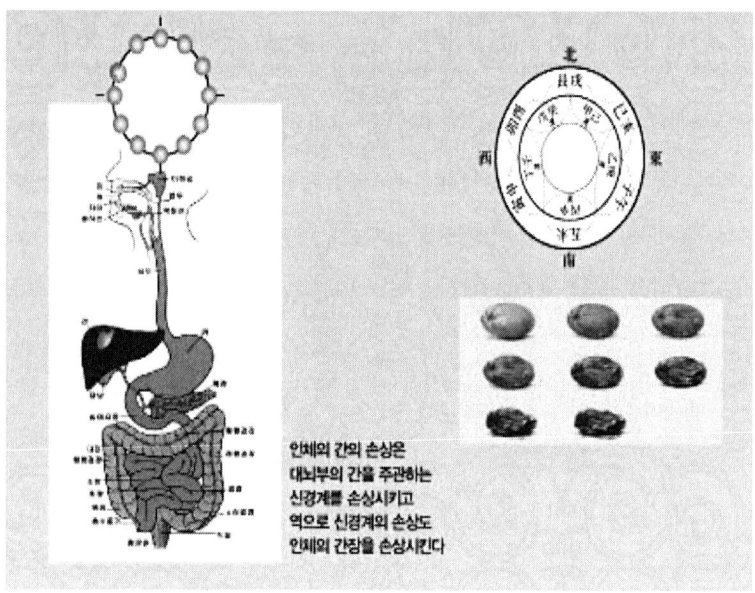

육체가 병든다는 것은 그 국소에 율려가 작용하지 않는 것이다. 율려(律呂)의 본원인 정신이 맑아야 인체가 회복된다. 수정파동색깔요법은 음/양의 율려(律呂) 운동이며 뇌의 자율신경계와 중추신경계를 활성화시키는 요법이다. 우리 인체는 과도한 스트레스나 6장 6부의 기능장애로 두개골과 척추, 천골, 미골의 움직임과 운동성에 제한되고 두개골의 활동이 비정상적이 된다. 반대로 두뇌의 장애로 6장 6부나 척추, 천골, 미골이 비정상적이 된다.

또 우리 인체는 두뇌를 보호하고 있는 뇌막(경막)은 우뇌와 좌뇌와 경계를 이루고 있는 뇌간(브릿치)로 연결되어 있고 또 경막은 척추내부를 따라 천골, 미골까지 연결되어 영(靈)과 기(氣)를 흐르게 하고 있다. 어떤 원인에 의해 경막(차크라)에 긴장이나 손상, 막힘이 일어나면 인체에도 영향을 미쳐 병을 일으킨다. 반대로 병이 뇌에 영향을 미쳐 치매, 공황장애, 신경쇠약, 우울증, 뇌성마비, 자폐, 두통, 어지럼증, 이명증, 좌골신경총, 척추측만증 등 제반, 만성장애를 일으킨다. 수정파동색깔요법으로 인체의 뇌를 맑게 활성화하여 긴장을 완화하여 인체의 파동을 바로잡아 건강한 정신과 맑고 부드럽고 고운 피부를 갖춘 진정한 水晶美人(수정미인)이 될 수 있다.

3)수정파동온열요법

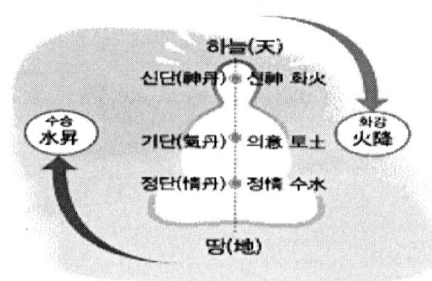
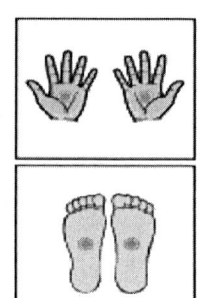

일본의 감염증연구서의 실험결과 체온이 1℃ 낮아지면 면역력이 30%나 떨어지고 반대로 체온이 평균 1℃ 올라가면 면역력이 5배가 증가된다고 한다. 또 온열요법으로 체온을 상승시켰더니 암세포가 증식하지 않는다는 연구결과가 있다.

『이사하라 유미씨 몸이 따뜻해야 몸이 산다』

인체의 저체온화는 몸속의 지방, 혈당, 요산 같은 잉여물과 노폐물을 연소, 배설하는 것을 방해해 고지혈증과 당뇨병, 고뇨산혈증(통풍), 루마티즘, 손발마비 등을 일으키며 혈관을 좁혀 심근경색, 고혈압을 유발한다. 게다가 체온이 낮아지면 면역력이 떨어져 자가면역질환이나 천식, 아토피, 알레르기, 암 등의 질환에 걸리기 쉬워진다.

인체의 저체온증의 원인은 여러가지가 있으나 냉기와 과식, 운동부족, 마음의 울화 등의 원인으로 혈관에 이상이 생기고 콜레스테롤이 혈관의 내벽에 쌓여 혈액순환이 나빠져 만병의 원인이 된다.

수정파동온열요법은 손차크라(장심), 발차크라(발바닥중심, 족심)을 수정파동온열로 자극하여 발차크라의 수정온열파동이 하단전을 따뜻하게 하고 손차크라의 수정파동 온열작용은 상단전과 백회의 기(氣)를 잘 흐르게 하여 인체의 수승하강을 원활히 하여 냉기를 제거하고 면역체계를 자극하여 인체의 발란스를 유지하는 데 도움을 준다.

> 해 설

– 인간은 두 개의 정보채널을 가지고 있다.

수정(수정파동요법)의 파동은 2개의 정보채널을 증폭, 활성화시킨다. 신경전기적 신호는 대뇌(大腦)의 신경회로 전신기관 전달- 운동신경, 내장, 근육, 세포를 활성화하고, 반대로 호르몬에 의한 정보체계는 내분비 기관이 신경세포를 자극하여 혈액 속에 호르몬 방출에 대한 정보전달을 활성화하는 역할을 한다.

– 수정파동과 자연의 만남

모든 존재는 진동한다. 삼라만상은 진동하고 있고, 제각기 고유의 주파수를 발하며 독특한 파장을 가진다.

우주의 소리는 빛이요, 음이요, 색이다. 빛은 神이요, 음(音)은 氣요, 색은 精이다. 神과 氣와 精이 압축되어 나타나면 形이다. 우주는 파동이다.

즉, 만물은 神과 氣와 精이 압축되어 형성되었다. 빛과 음과 색의 조화로운 결합이 만물을 탄생시켰으며 이 만물과 가장 잘 교신할 수 있는 것이 수정이다.

– 만물은 하나로 연결되어 있다.

나, 나의 가족, 나의 이웃의 영혼을 맑아지게 노력해야 할 것이고, 주변의 동물, 나무, 꽃 등 살아 있는 생명체뿐 아니라 무생물 하나하나도 사랑하고 존중해야 할 것이다. 왜냐하면 만물은 하나로 연결되어 있기 때문이다.

4) 수정파동온열요법이란?

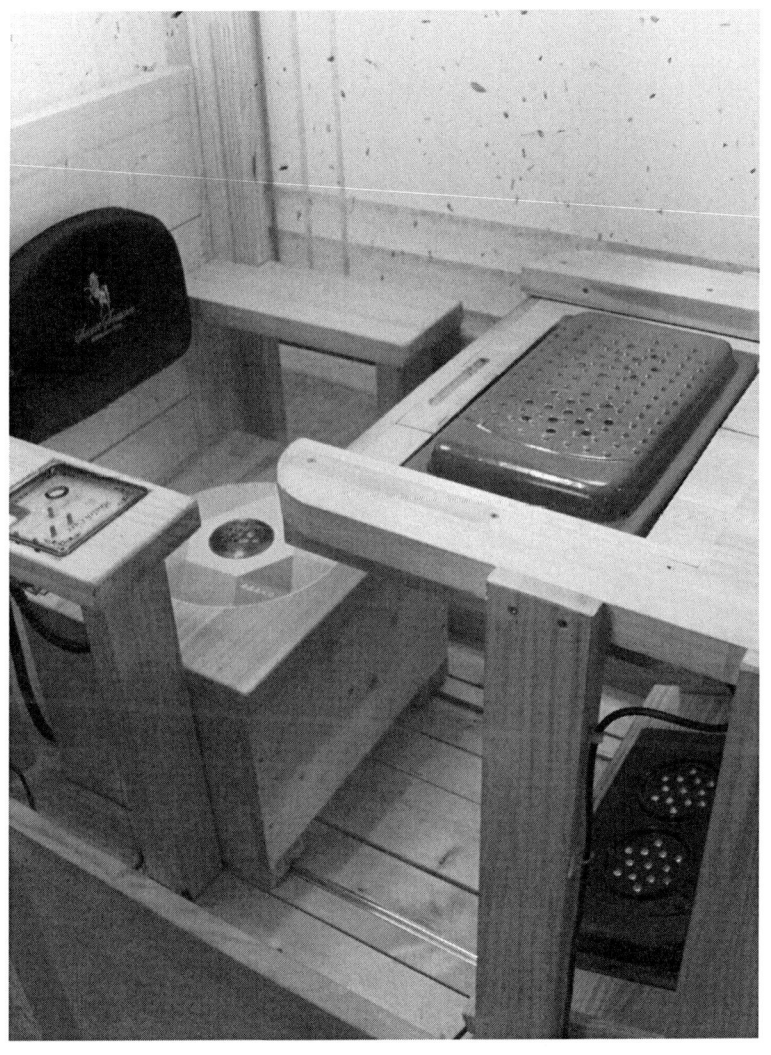

〈발명특허원 다수〉

우리 인체는 육신과 정신(영혼)으로 이루어져 있는데 삶을 살아가면서 쌓인 정신적 스트레스와 음식물의 과다섭취, 생활환경에서 오는 오염 등으로 고통 받고 있다.

우리는 고통에서 벗어나기 위해 육체적인 치유법으로 뜸, 침, 식품 등 다양한 대체의술과 정신치유에 도움이 되는 기(氣)치료, 단전호흡 등으로 치유를 하고 있다. 정신치유나 육신치유의 방법은 나름대로 장점을 가지고 있으나 진정한 의미의 치유는 정신이나 육신의 통합 치유가 가장 바람직하다.

가령, 뜸의 기본 방법이나 횟수를 무시하여 단전(차크라)에 직접 뜸으로 상처를 주면 기를 받아들이는 단전(차크라)에 손상을 주어 차후에 큰 부작용이 일어날 수 있다. 육신의 고통은 일시적으로 감소한 듯 느끼나 천기(天氣)를 받아들이는 정신계인 기관이나 세포의 이완을 가져와 의식, 무의식, 잠재의식계의 흐름을 방해할 수 있다.

우리 인체는 하단전에 지혜를 품고 상단전에 자비를 품고 있는데 자비와 지혜가 만나 중단전에 사랑(자비+지혜)을 깨우쳐 우리의 훌륭한 본질을 깨치고 자비롭고 사랑을 베푸는 삶을 살 수 있다.

수정파동온열요법은 손차크라(장심), 발차크라(족심)를 수정파동온열로 자극하여 발차크라의 수정온열파동이 하단전을 따뜻하게 하고 손차크라의 수정파동온열작용은 상단전과 백회의 기(氣)를 잘 흐르게 하여 인체의 수승화강을 원활히 하여 냉기를 제거하고 면역체계를 자극하여 인체의 밸런스를 유지하는 데 도움을 준다. 수정파동온열요법은 대주천(大周天)과 소주천(小周天)이 동시에 열리는 자연파동요법이다. 우리 인간의 기(氣)의 값이 우주의 에너지 값과 같고 수정의 에너지 값이 같으므로 자연파동에 나를 맞추는 기(氣)수련이 가장 적합하다.

단전호흡이나 기(氣)수련은 호흡이나 일념력(一念力)을 통하여 소주천(小周天)수련을 하는데 사념적(思念力)으로 인위적으로 기(氣)를 돌리는 과정이기 때문에 잘못하면 부작용도 있을 수 있다.

  수정파동온열요법은 소주천과 대주천이 동시에 열리는 자연파동요법이므로 자연의 기(氣)의 흐름대로 맡기면 저절로 소우주와 대우주가 기(氣)를 소통한다.

4. 수정파동요법 및 기구

1) 수정파동율려(律呂)기구

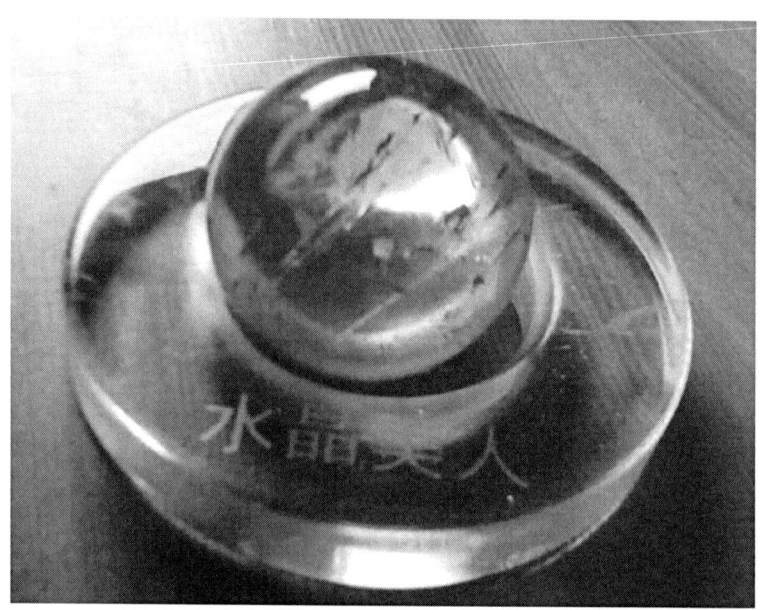

〈디자인 특허 등록 외 10여종 실용신안 특허 출원〉

모든 생명체는 精, 氣, 神의 세 가지를 갖춘 존재이다. 정, 기, 신 중에서 氣는 호흡을 통해서 얻을 수 있고, 精은 음식을 통해서 얻고, 神은 만물의 본래 기운인 것이다.

본래 神에 精과 氣가 더해져야 생명이 유지되는 것이다.

수정파동율려기구는 단순한 치유기구가 아니라 정, 기, 신 운동을 촉진시키는 인간과 동식물의 의식이 깃들지 않은 순수파동율려기구이다. 수정파동기구는 운(運)과 기(氣)의 교합도를 입체화한 율려기구이다.

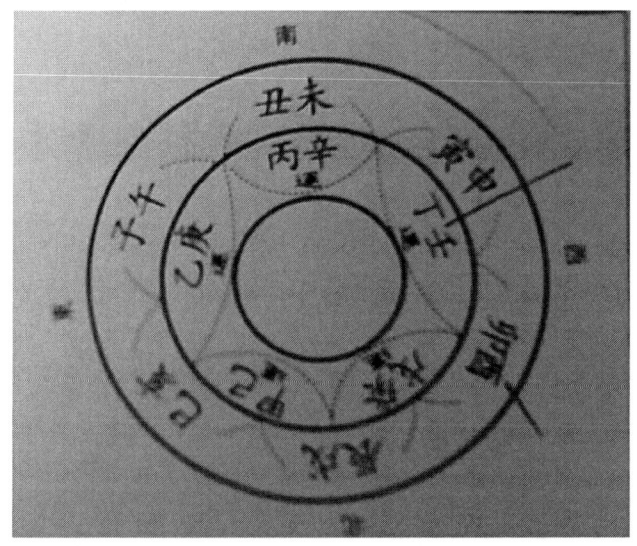

〈운(運)과 기(氣)의 교합〉

※ 수정구와 수정받침을 결합하여 사용하시면 특허법에 의한 처벌대상이오니 사용을 금지하시기 바랍니다.

수정파동율려기구는 토화(土化)작용을 하여 음양(陰陽)의 운동을 도와 인체의 수승화강(水昇火降)과 장부의 기혈순환을 원활히 하여 맑은 정신에 건강한 육신을 가진 수정미인을 만든다.

※수정미인은 수정관련 특허를 40여 종 보유한 수정을 연구하는 곳이다.

2) 수정파동온열기

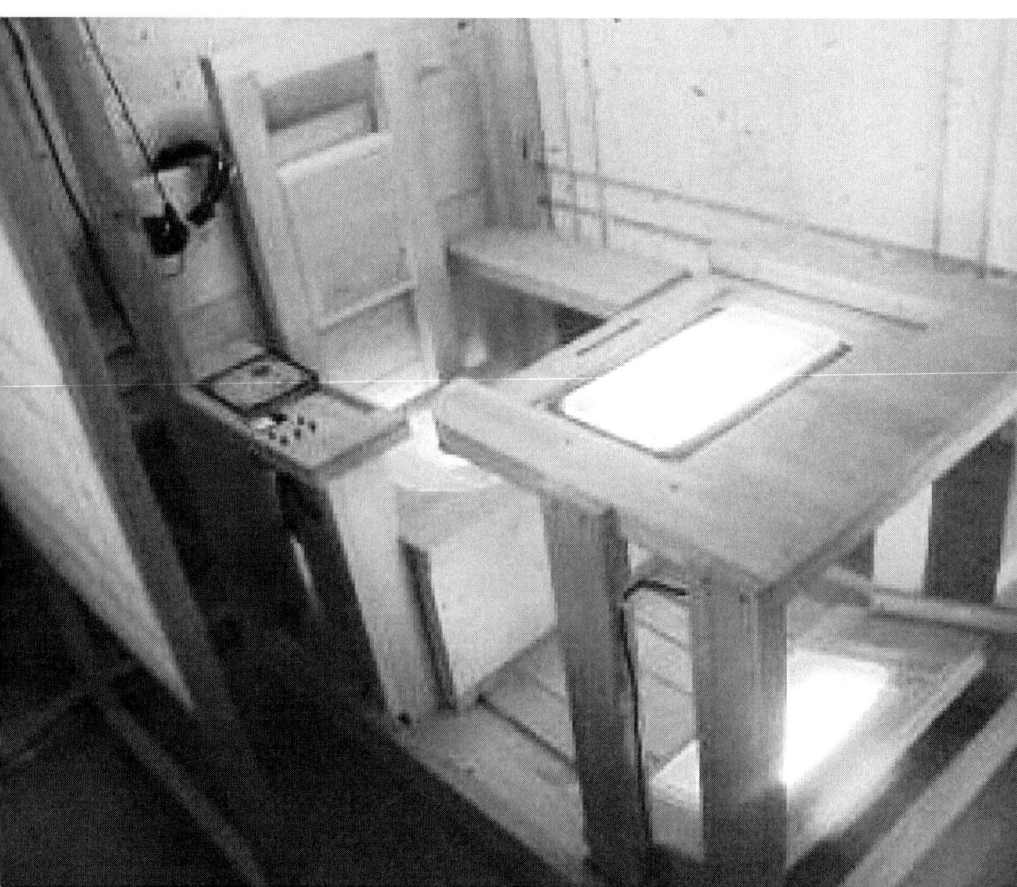

〈발명특허원 다수제품〉

수정파동온열요법은 손차크라(장심), 발차크라(족심)를 수정파동온열로 자극하여 발차크라의 수정온열파동이 하단전을 따뜻하게 하고 손차크라의 수정파동 온열작용은 상단전과 백회의 기(氣)를 잘 흐르게 하여 인체의 수승화강을 원활히 하여 냉기를 제거하고 면역체계를 유지하는 데 도움을 준다.

　수정파동온열요법은 대주천(大周天)과 소주천(小周天)이 동시에 열리는 자연파동요법이다. 우리인간의 기(氣)의 값이 우주의 에너지 값과 같고 수정의 에너지 값이 같으므로 자연파동에 나를 맞추는 기(氣)수련이 가장 적합하다. 단전호흡이나 기(氣)수련은 호흡이나 일념력(一念力)을 통하여 소주천(小周天)수련을 하는데 사념적(思念力)으로 인위적으로 기(氣)를 돌리는 과정이기 때문에 잘못하면 부작용도 있을 수 있다. 수정파동온열요법은 소주천과 대주천이 동시에 열리는 자연파동요법이므로 자연의 기(氣)의 흐름대로 맡기면 저절로 소우주와 대우주가 기(氣)를 소통한다.

3) 수정파동손발온열기

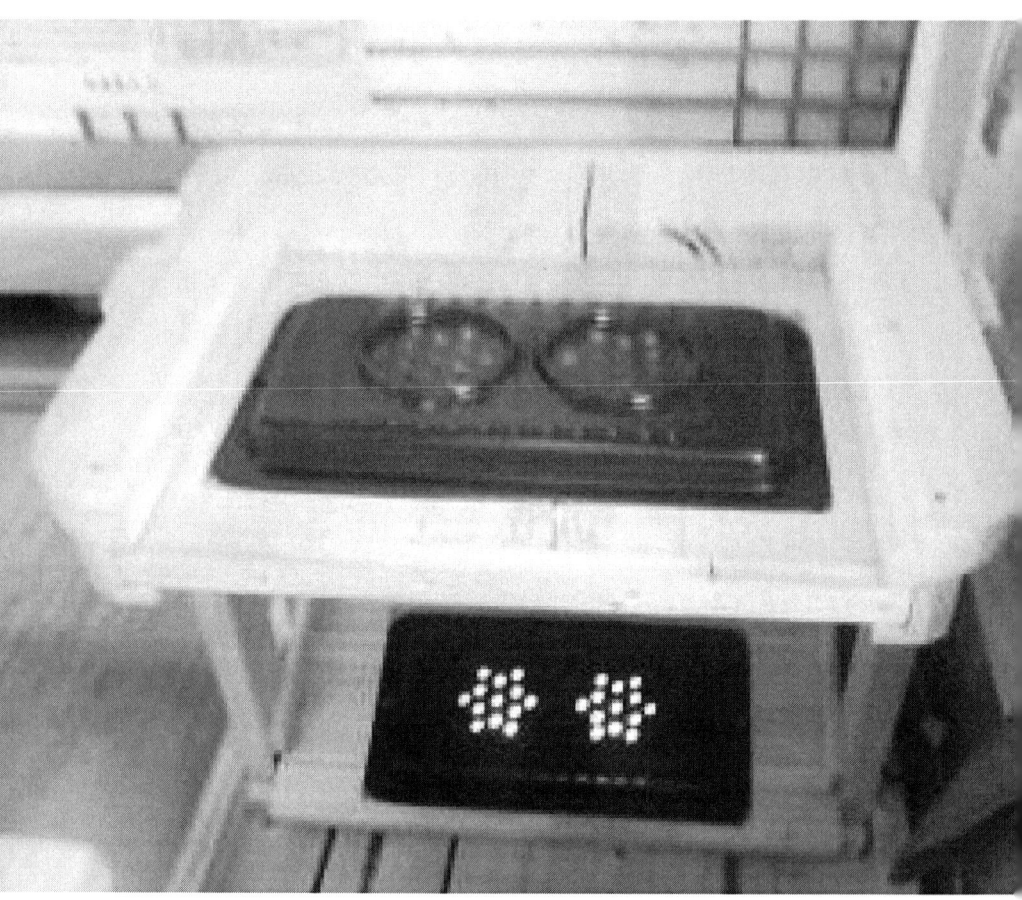

〈특허출원 중 다수〉

수정파동온열기는 손차크라를 통해 사기(邪氣)인 풍기, 열기 등을 내보내고 천기(天氣)를 받아들여 정(精)·기(氣)·신(神) 운동을 하며 하강하여 氣, 精, 形운동을 도우며 발차크라를 통해 받아들인 지기(地氣)를 통해 냉기와 노폐물을 내보내어 반대로 기(氣)·정(精)·형(形)운동을 하여 상승하며 정(精)·기(氣)·신(神) 운동을 도와 수승화강(水昇·火降)을 원활하게 하여 건강을 회복시킨다. 우리 인체에는 우주의 기운을 받아들이고 내보내는 통기부가 네 곳 있다. 머리의 가마와 귀[耳], 그리고 손발이다. 이들 통기부에는 인체의 모든 장부와 연결된 상응점이 있고, 인체의 7차크라와 연결되어 天氣와 地氣를 받아들이고 내놓는다. 머리와 손의 상응점을 통해 인체 각부로 우주의 원기를 빨아들이고 귓구멍과 발바닥을 통해 냉기와 노폐물을 내보낸다.

4) 수정파동온열침대

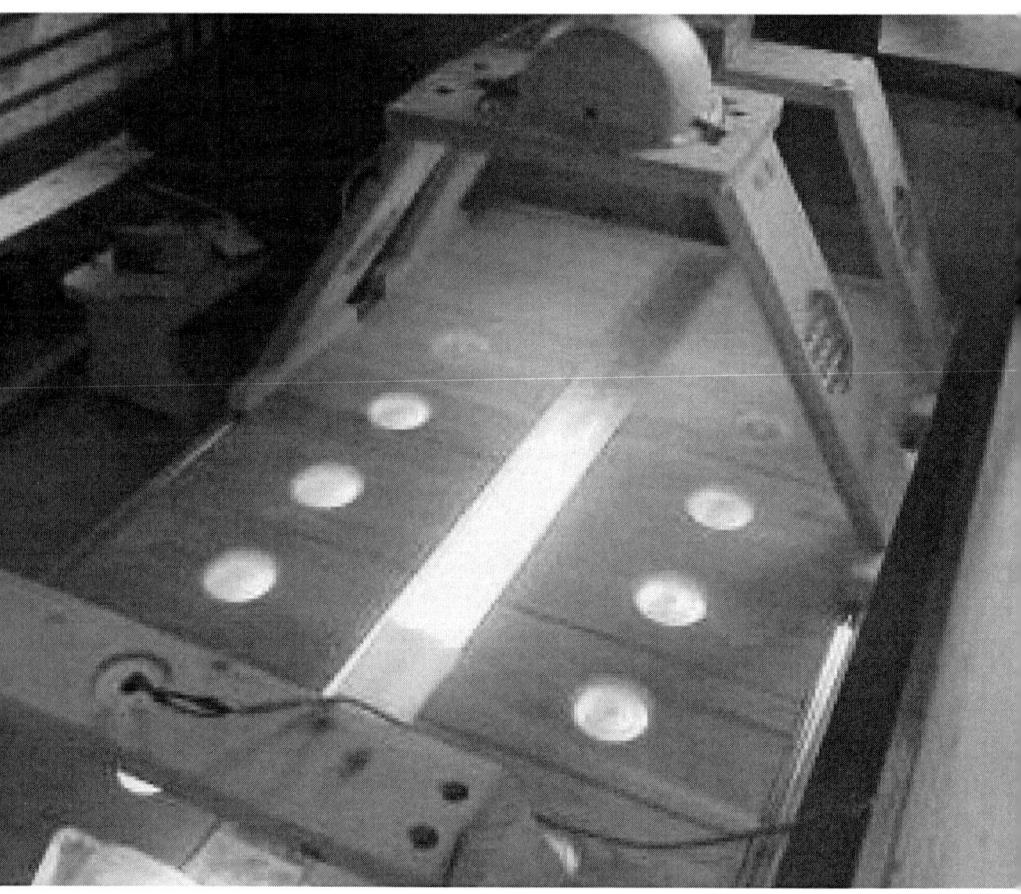

〈특허출원 중 다수〉

'수정파동온열침대'는 정신계의 뇌의 작용인 의식계, 무의식계, 잠재의식계와 내분비계의 상호작용을 원활히 하고 '수정온열파동'을 조사하여 인체 내의 냉기와 독소를 제거하는 데 도움을 줄 수 있는 기능성 침대이다. 침대의 바닥면의 수정온열파동은 우리 인체의 의식계인 척추신경계의 활성화를 돕고, 인체 전면의 7차크라(7내분비계)에 천연수정을 놓아 내분비계를 자극하여 호르몬의 분비의 정상화를 촉진하여 장부의 기능을 원활히 하고 수승화강(水昇火降)을 촉진하여 정신과 육신의 조화를 원활히 하는 데 도움을 주는 '수정파동온열요법'이다.

또한, 수정파동온열침대를 현대의술, 한의학, 미용 등과 결합하여 사용 시는 더욱 증폭된 효과를 가져올 수 있다.

※ 수정파동온열침대 사용 시 주의점

수정파동온열침대 사용 시 차크라 수정파동요법에 대한 사전지식을 정확히 숙지하지 않고 사용 시는 고혈압환자, 심장병환자, 임산부 등에 부작용을 초래할 수 있으므로 사용상 주의를 요한다.

〈제품의 기능 및 효능〉

⑴ 수정파동온열침대의 개발은 인체 후면의 차크라를 전면 차크라와 동시에 치유할 수 있도록 세계 최초로 개발한 제품이다.

⑵ 수정파동온열요법은 장부의 기혈순환을 원활히 하여 맑고 깨끗한 피부를 가꾸는 데 도움을 주는 파동미용요법이다.

⑶ 더불어 침대 중앙의 '수정온열파동' 조사는 인체 배면의 척추에 수정파동 온열을 조사하여 척추측만증을 교정할 수 있게 도움을 주며 인체 내부의 노폐물을 분해하여 독소를 배출하는 데 도움을 준다.

⑷ 수승화강과 좌우대칭 활성화
우주에너지는 생체 내로 들어가는 순간부터 생명에너지로 바뀐다. 우리는 이 생명에너지를 공급받음으로써 불안, 긴장, 초조, 만성피로, 억울 등을 완화하여 자신과 남을 사랑하는 법을 배우게 된다.
수정파동침대에 누워 있는 시간 동안 우주에너지를 공급받을 뿐만 아니라 정신적 상처의 찌꺼기를 방출하는 시간이기도 하다.

5) 수정파동명상 House

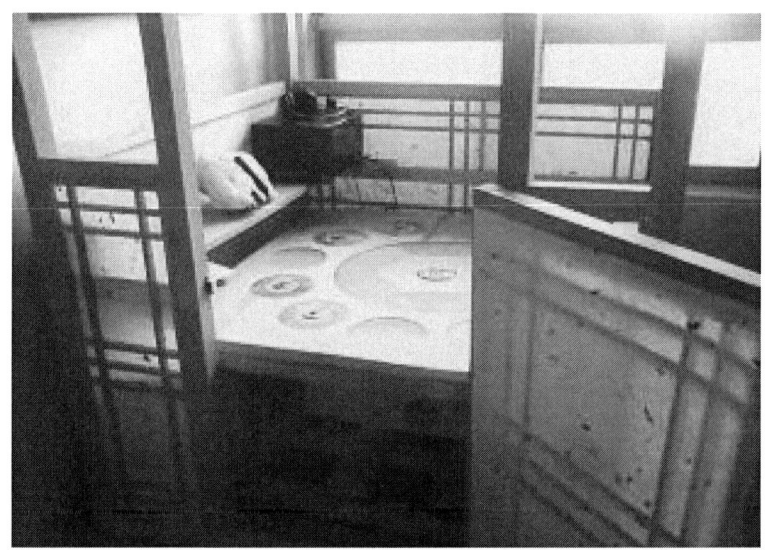

〈특허출원 다수〉

　수정파동명상장치는 명상, 호흡 수행을 하는 전문 수련인이 아닌 초보자라도 쉽게 명상, 호흡을 할 수 있게 도움을 주며 현재의식이 끊어진 자리에서 잠재의식, 무의식계 여행을 하며 무의식 상태의 아픈 기억을 풀어서 현재의식으로 바꾸는 역할을 하는 기구이다.

6) 2차크라(하단전) 수정파동온열기구

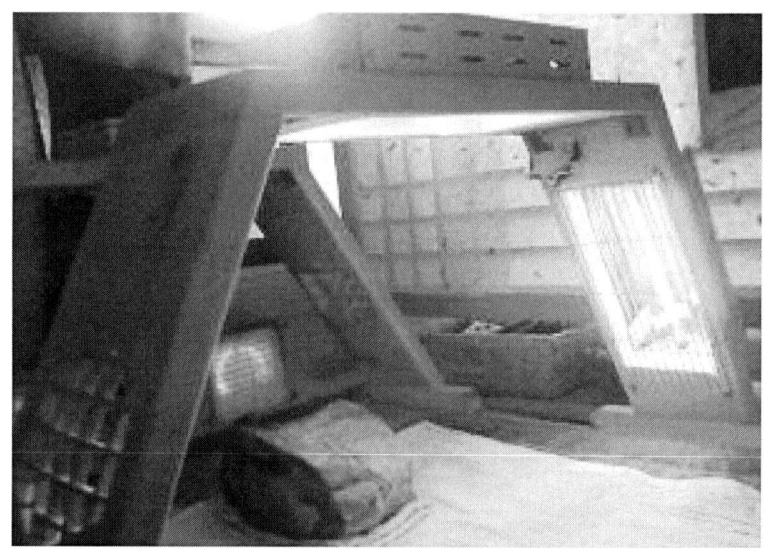

〈발명특허원 다수〉

- 하단전을 수정파동온열로 각성하여 수승화강과 장부의 노폐물 배출에 도움을 줄 수 있는 기구이다.
- 수정파동침대와 결합해서 사용 시 인체의 전후, 좌우 면을 동시에 치유할 수 있는 온열파동기구이다.

해설

〈 수정파동온열기구 〉

- 제1 차크라의 온열파동은 상승하여 2차크라(하단전) 이상(以上)을 활성화하고 장부에 정체되어 있는 풍한서습조화(風, 寒, 暑, 濕, 燥, 火)의 독소를 주로 발바닥 차크라로 방출하고 나머지는 배꼽이나 안이비설신(眼耳鼻舌身)으로 발산한다.
- 7차크라를 통한 색깔, 빛, 파동은 하강하여 4차크라 이하를 활성하고 주로 손을 통해 풍(風), 한(寒), 서(暑), 습(濕), 조(燥), 화(火)를 발산하며 일부는 배꼽과 안이비설신(眼耳鼻舌身)으로도 발산시킨다.
- 1~3의 차크라에 응체된 독소는 풍(風), 한(寒), 서(暑), 습(濕), 조(燥), 화(火)의 배출 시 통증이 발생한다. 이 통증이 병증이다. 사람들은 대부분 병증만 호소한다. 1차로 血에 의한 병증은 주로 약물 및 식품으로 배독 및 보양을 하여야 하고 氣의 병증은 호흡, 명상 등으로 증상을 완화할 수 있다. 그러나 氣血은 분리되지 않은 하나이므로 통합하여 다시 치유하여야 한다. 수정파동온열기구는 응체된 기혈(氣血)을 풀어 건강을 회복하는 데 도움을 주는 기구이다.
- '수정파동온열기구'는 근적외선의 온열 기능에 수정파동을 결합하여 만든 기구이며 단순 온열기구가 아니라 인체의 수승화강을 동시에 할 수 있는 기구이다.

〈 근적외선 〉

적외선 중에서 물체의 표면 속에 열이 침투하는 것은 근적외선뿐이며 원적외선이나 기타 전기 발열체를 이용한 온열기구는 주위 공기를 먼저 가열시키고 표면부터 열이 침투한다. 근적외선 온열은 속부터 열이 침투하여 그 열이 다시 복사되는 속성이 있어 열이 빨리 오르며 표면과 같이 온열이 되며 멸균, 소독, 관절, 근육을 온열하여 생명세포가 활성화되는 장점이 있다.

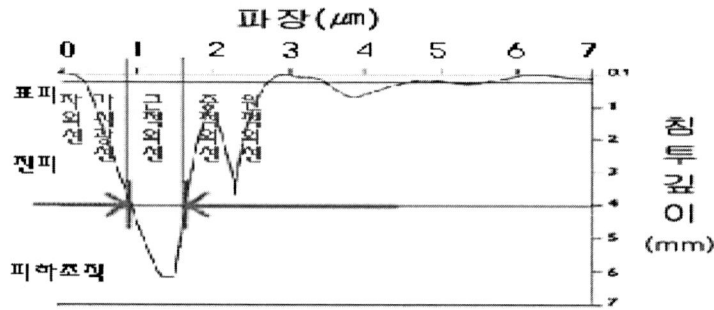

7) 수정왕관(Ⅰ)

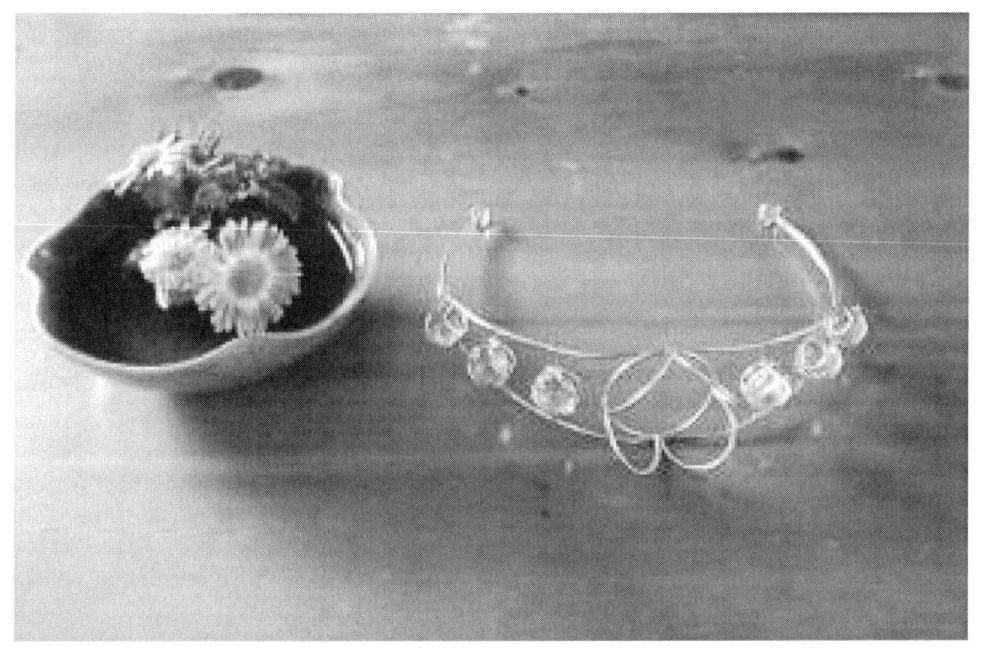

〈특허원 디자인 다수제품〉

수정왕관(Ⅰ)은 송과선 및 미간차크라를 활성화시켜 간뇌의 깊은 곳을 활성화하며 다른 차크라(내분비계)를 활성화시켜 호르몬의 분비의 조절에 도움을 주는 기구이다(제6 차크라 활성).

수정왕관(II)

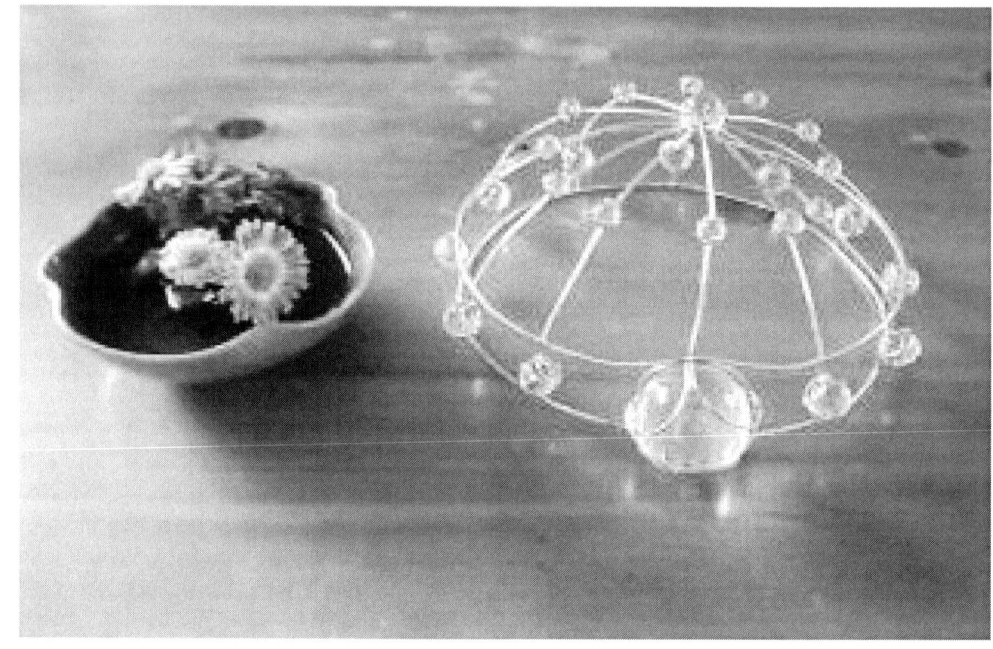

〈특허원 디자인 다수제품〉

- 수정왕관(II)은 제6 및 7차크라인 뇌하수체와 간뇌를 활성화시켜 내분비선을 조절하여 두뇌의 기혈순환을 원활히 하는 데 도움을 줄 수 있으며 우주파를 수신하여 대뇌의 의식과 깊은 정신영역까지 도움을 줄 수 있는 기구이다.
- 머리 뒷면, 관자놀이, 미간차크라 등 동시 치유가 가능한 기구이다.
- 두뇌의 향상문(向上文)과 통천문(通天文)을 열 수 있고 에너지 공명 파동을 할 수 있는 우주파수신기구이다. 주로 명상수련 시 사용하면 효과가 크다.

8) 수정베개

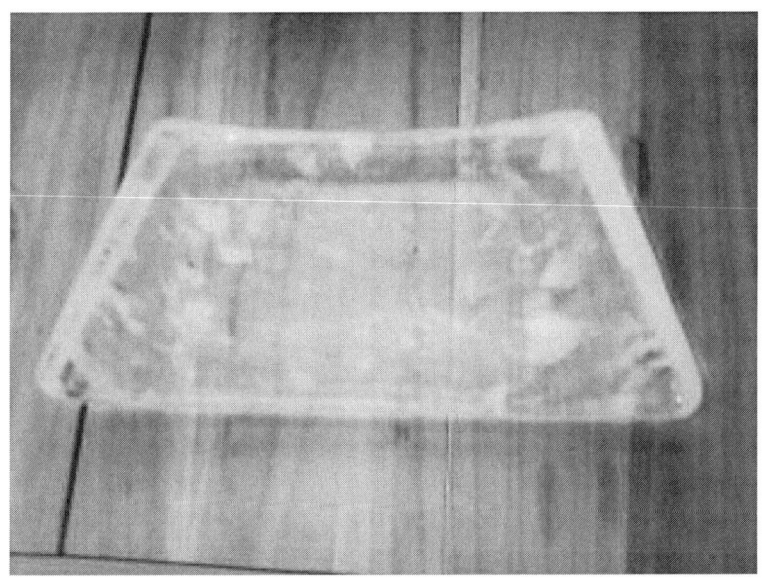

 우리 인체는 상, 하, 좌, 우, 전, 후와 공간을 가진 입체이다. 동양의 상, 중, 하단전이나 서양의 7차크라의 전면 차크라에는 반드시 후면에도 7차크라가 연결되어 있다. 머리 전면 6차크라의 활성화 기구에 대응하여 뒷면에는 반드시 후면 6차크라가 있다. 전면 왕관차크라에 대응해서 후면차크라 치유 시 반드시 후면에 전면 차크라 활성을 같이 치유할 수 있는 기구가 필요하다. 수정으로 제작된 수정베개 사용 시 6차크라의 전후 면이 동시에 각성될 수 있다. 또한 반드시 머리는 차게 발은 따뜻하게(頭寒足熱) 하여야만 인체의 기혈순환이 원활해진다.

해 설 두뇌의 고열병의 냉찜질

(마문)   옥침혈(방광경) 열내림

5. 수정파동기구로 맑고 아름다운 피부 가꾸기

맑고 아름다운 피부를 갖기 원하는 것은 모든 사람의 바람이다. 그래서 좋은 화장품, 좋은 식품, 좋은 미용실, 좋은 기구 등을 찾고 있다.

미래의 피부미용은 피부만 관리하는 장소가 아니라 심신이 편안히 쉬는 공간이어야 한다. 바쁘고 찌든 일상을 잠시 잊고, 차 한 잔에 담소도 나누고 아늑한 가운데 몸과 마음이 쉬는 장소여야 한다. 피부를 문지르고 육신적인 자극을 주는 기존 미용실의 영업방식에서 탈피해야 할 것이다. 최근에 이의 개선을 위해 많은 개선 노력을 시도하고 있으나 미흡한 점이 너무나 많은 것 같다.

새로운 피부미용실의 운영에는 좋은 화장품과 좋은 시설, 좋은 미용기구, 피부미용사의 자세 등 요인이 있다. 좋은 환경은 인테리어를 잘해 분위기를 만들 수 있고 좋은 화장품은 홍수처럼 나와 있고 피부미용인의 자세는 개인의 자질이다. 그러나 좋은 피부미용기구의 제작은 쉽지 않다. 우리 인체의 심, 신, 영을 편히 쉬게 할 수 있는 기구가 없다. 나는 의료 전시회, 미용 박람회 등을 많이 관람하고 기구를 구입해보았으나 대부분의 기구가 외형만 다를 뿐 대부분 부분 치유(아시혈)기구이다. 모두 그 자리가 그 자리이다.

수정파동기구들은 큰 틀에서 우리 인체의 기혈순환을 원활히 하고 내분비계를 활성화하고 맑고 아름다운 피부로 탄생할 수 있도록 도움을 줄 것이다.

우리 인체의 75%는 물로 이루어지고 피부 세포도 75%가 물로 이루어져 있다. 천연수정은 물의 결정체로 우리 피부세포와 가장 가까우며 그 결정의 파동이 피부세포를 파동으로 움직이게 하여 화장품, 아로마테라피와 함께 사용하여 미백, 보습 등을 원활하게 할 수 있다.

'천연수정파동기구'로 우리 몸의 일곱 개의 차크라를 각성하여 내분비계를 활성화시켜 호르몬 분비를 원활하게 하여 인체 내부의 기혈순환을 원활히 하여 피부세포를 건강하게 할 수 있다.

수정파동기구들은 온열파동을 겸한 요법으로 독소 배출 등에도 효과가 있으며 더불어 심, 신, 영을 통합해서 관리할 수 있는 기구들이다. 이 기구들을 잘 활용하면 미용인의 육체적인 고충도 덜고 경제적인 도움도 될 수 있다.

6. 수정파동수란?

깊은 산 계곡에 흐르는 물에는 나무, 꽃의 향기, 짐승의 울음소리, 새소리, 벌레소리 등 삼라만상의 다양한 파동이 새겨져 있다. 단 한 방울의 물, 단 한 조각의 세포에도 우주의 생명비밀이 담겨 있다.

만물은 파동으로 연결되어 있고, 맑고 좋은 물은 아름다운 파동으로 율동하고 있다.

우리 인체는 75%가 물로 이루어져 있고 정육각의 정묘체로 이루어져 있으며 좋은 물 역시 정묘체의 파동수이다.

I.H.M 국제파동회의 에모토 마사루 씨는 영하 20℃에서 좋은 물을 냉각시켜 물의 결정이 정육각형이라는 것을 증명하였다. 물의 결정인 수정(水晶)도 우리 인체와 같은 정육각의 결정체이다. 수정의 에너지와 파동을 물에 전사(전달)하여 정육각을 이룬 수정파동수를 만들어 섭취하면 우리 인체의 세포, 기관, 의식, 감정이 물의 파동과 공명하여 6각 구조로 변화시킨다. 사람의 몸과 마음도 파동으로 이루어져 있다. 오염된 물은 6각의 결정이 부서지고 나쁜 파동을 일으켜 우리 몸의 면역계를 교란시킨다. 우리 몸속의 물을 깨끗하게 흐르게 하는 것이 가장 좋은 건강법이다. 그러기 위해서는 깨끗하고 맑은 물을 섭취하여 몸속에 6각 결정의 파동수로 가득 채워야 한다.

물도 생명 의식을 가진 파동의 흐름이다. 좋은 파동이라도 그 매개자인 물이 오염되어 있으면 올바로 전달되지 않는다. 의식을 가진 맑은 '수정파동수'를 섭취하면 인체의 비정상적인 결정을 바로잡아 체내의 유해 물질을 분해하고 독소를 배출할 수 있다.

수정파동수는 인체의 세포와 장부의 비정상적인 파동을 바로 잡아주며 내분비계의 기능을 활성화시켜 호르몬의 분비를 정상화하여 몸과 마음이 건강하게 한다. 자연의 파동의 흐름에 우리의 주파수를 맞추어 살아야 한다는 것을 알려준다. 그래서 우리는 맑은 물 한 방울이라도 감사하는 마음으로 정성껏 마셔야 한다.

모든 물질은 고유 파동을 가지고 있다. 그 정보를 전하는 것이 물이다. 물 분자는 자기(磁氣)처럼 정보를 기록한다. 파동에는 이로운 것, 이롭지 않은 것이 있다. 좋은 파동이라도 그 매개자인 물이 오염되어 있으면 올바로 전달되지 못한다. 좋은 물은 우리에게 좋은 파동을 전달한다. 우리의 마음도 좋은 물처럼 좋은 마음으로 감사하는 마음으로 마셔야 좋은 파동이 우리에게 전달된다.

1) 수정파동수(감로수) 만들기

수정의 에너지와 파동을 물에 전사하고 희석하여 그 물을 복용함으로써 몸과 마음을 맑게 할 수 있다.

1) 샘물이나 용천수[받아둔 물이 아니라 새로 받은 물이나 약수와 같이 기(氣)가 살아 있는 물]를 담고 그 안에 정화된 깨끗한 수정을 넣는다.
2) 숨 쉬는 옹기에 수정을 넣고 수정볼의 수정파동을 전사한다. 수정 파동 전사 후 하루 정도 지난 후 수정파동수를 사용한다.
3) 시원하고 햇빛이 조금 비치는 장소에 보관한다.
4) 수정파동수를 식품재료, 화장수, 목욕물 등 다양한 용도로 쓸 수 있다.

토르마린, 호박, 말라카이트, 쿤자이트 등 일부 보석들을 사용하여 보석수를 만들어 인체의 부정적 에너지를 풀어낼 수 있으나, 모든 사람에게 공통적으로 사용할 수 없다. 보석별 고유의 에너지 파장이 다르기 때문이다. 천연수정은 사람의 인체와 결정이 '육각'으로 동일하고 파장도 동일하므로 누구나 공통으로 사용할 수 있다.

2) 동종요법과 결합한 수정파동수

수정 파동수 + 각종 야생초 차를 10^{10}, 10^{600} 이상의 비율로 섞어 수정파동수를 만든다.

동종요법은 우리 몸의 60~100억조 개의 세포에 수정파동수와 각종 야생초의 고유 파동을 희석하여 뉴런과 시냅스를 통해 전사하여 그 파동수를 복용하는 방법이며 서로 연결되어 있다. 사람은 입태(入胎) 시 고유 파동을 기억한 원형세포가 있다. 세포의 중심인 원형세포만 살아 있다면 '우주생명 파동'으로 병든 세포를 살릴 수 있다. 천연수정파동수에 다양한 야생초, 광물의 성분 등을 희석하여 원형세포를 통해 60조 개의 세포에 생명파동을 전사, 전달하여 병든 세포를 회복시킬 수 있다. 육체와 정신영역까지 파동으로 연결되어 있다. 좋은 파동수를 섭취하여 육신을 맑게 하면 정신도 같이 맑아진다.

수정(水晶)파동수란!

깊은 산 계곡에 흐르는 물은 나무, 꽃의 향기, 짐승의 울음소리, 새소리, 벌레소리 등의 삼라만상의 다양한 파동이 새겨져 있다.
만물은 **파동**으로 연결되어 있고, 맑고 좋은 물은 아름다운 파동으로 율동하고 있다. 우리 인체는 **75%**가 물로 이루어져 있고 정육각의 정묘체로 이루어져 있고 좋은 물도 역시 정묘체의 파동수이다. I.H.M 국제파동회의 **에모토 마사루**씨는 영하 20℃에서 좋은 물을 냉각시켜 물의 결정이 정육각형이란 것을 증명하였다. 물의 결정인 수정도 우리 인체와 같은 정육각의 결정체이다. 수정의 에너지와 파동을 물에 전사(전달)하여 정육각을 이룬 수정 파동수를 만들어 섭취하면 우리 인체의 세포, 기관, 의식, 감정이 물의 파동과 공명하여 6각구조로 변화시킨다. 사람의 몸과 마음도 파동으로 이루어져 있다.
오염된 물은 6각의 결정이 부서지고 나쁜 파동을 일으켜 우리 몸의 면역계를 교란 시킨다. 우리 몸속의 물을 깨끗하게 흐르게 하는 것이 가장 좋은 건강법이다. 그러기 위해서는 우리는 깨끗하고 맑은 물을 섭취하여 몸속에 **6각 결정의 파동수**로 가득 채워야 한다.

물도 생명의 의식을 가진 파동의 흐름이다. 좋은 파동이라도 그 매개자인 물이 오염되어 있으면 올바로 전달되지 않는다. 의식을 가진 맑은 **"수정 파동수"**를 섭취하면 인체의 비정상적인 결정을 바로 잡아 체내의 유해물질을 분해하고 독소를 배출할 수 있다. 수정 파동수는 인체의 세포와 장부의 비정상적인 파동을 바로 잡아주며 **내분비계의 기능을 활성화**하여 **호르몬의 분비**를 정상화 하여 몸과 마음이 건강하게 한다. **자연의 파동의 흐름**에 우리의 주파수를 맞추어 살아야 한다는 것을 알려준다. 그래서 우리는 맑은 물 한 방울이라도 **감사하는 마음**으로 정성껏 마셔야 한다.

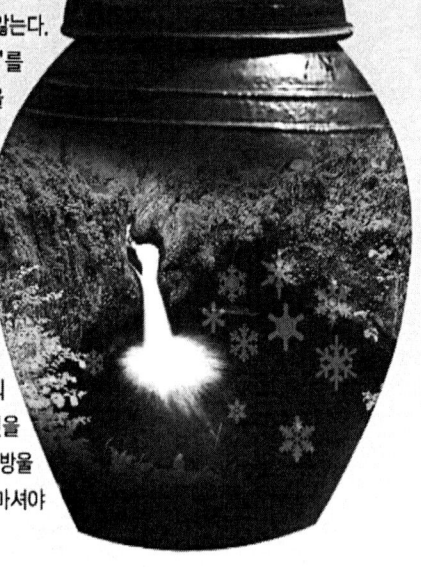

水晶美人

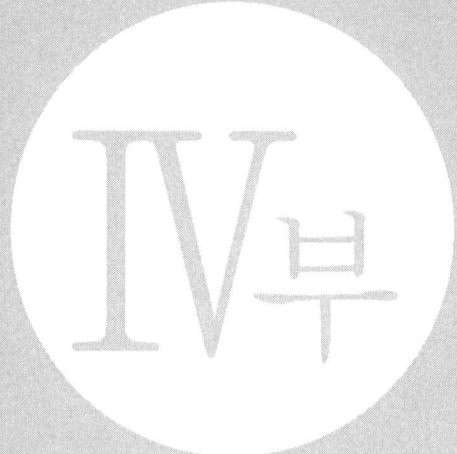

1. 수정파동율려(律呂)요법
2. 차크라수정요법
    1) 차크라와 마음의 만남
    2) 수정기본요법(몸 살피기)
    3) 좋은 수정요법사의 자세
    4) 수정요법사의 직관(Sense and Feel)
    5) 수혜자에게 수정요법의 순서 및 내용을 간단히 설명
    6) 수정파동요법을 하기 전 봉헌
    7) 감사와 믿음으로 염원
    8) 어느 차크라가 차단되었는지 아는 방법
3. 차크라 수정요법(전체 요법)
    1) 부분 차크라수정요법
    ⑴ 기(氣)를 빼는 수정요법
    ⑵ 기(氣)를 넣는 수정요법
    ⑶ 원격 수정요법

미래의 의술은
수정파동요법

    2) 수정요법을 해서는 안 될 때

    3) 수정파동요법 시 주의사항

    4) 병 에너지 오염 방지

    5) 수정요법을 마치면서

    6) 수정요법 후 수정 정화하기

    7) 수정의 정화와 충전하기

    8) 수정을 자연에 돌려보내기

4. 차크라 명상

    1) 차크라 수련

    2) 수행(修行)의 두 갈래-사마타와 위파사나

5. 수정파동과 차크라 명상

    1) 명상에 앞선 이완(弛緩)

    2) 수정파동명상 방법

    3) 차크라명상(수정파동시각화 수련)

    4) 수정파동명상(색깔 요법)

6. 깨달음의 호흡이란?(차크라 호흡)

1. 수정파동율려(律呂)요법

　육체가 병든다는 것은 그 국소에 율려(律呂)가 작용하지 않는 것이다. 율려의 본원인 정신이 맑아야 인체가 회복된다.
　수정파동요법은 음양의 율려 운동이며, 뇌의 자율신경계와 중추신경계를 활성화시키는 요법이다. 우리 인체는 과도한 스트레스나 6장 6부의 기능장애로 두개골과 척추, 천골, 미골의 움직임과 운동성이 제한되고 두개골의 활동이 비정상적이 된다.
　반대로 두뇌의 장애로 6장 6부나 척추, 천골, 미골이 비정상적이 된다. 또 우리 인체에는 두뇌를 보호하고 있는 뇌막(경막)이 있는데 우뇌와 좌뇌의 경계를 이루고 있는 뇌간(브리지)으로 연결되어 있고, 또 경막은 척추신경을 따라 천골, 미골까지 연결되어 영(靈)과 기(氣)를 흐르게 하고 있다. 어떤 원인에 의해 경막(차크라)에 긴장이나 손상, 막힘이 일어나면 인체에도 영향을 미쳐 병을 일으킨다. 반대로 병이 뇌에 영향을 미쳐 치매, 공황장애, 신경쇠약, 우울증, 뇌성마비, 자폐, 두통, 어지럼증, 이명증, 좌골신경통, 척추측만증 등 제반 만성장애를 일으킨다. 수정파동요법으로 인체의 뇌를 맑게 활성화시켜 긴장을 완화하여 인체의 파동을 바로잡아 당신의 몸과 영혼을 스스로 치유할 수 있다.
　에너지의 빛, 소리, 진동의 3요소 중 진동은 우리 몸의 생명을 관장하는 뇌간에 다가갈 수 있는 가장 빠르고 쉬운 길이다. 진동을 통해 뇌간이 깨어날 때 차크라의 각성이 시작된다. 진동은 모든 생명현상의 근본이다. 몸의 세포하나하나에도, 우주만물에도 제각기 고유의 진동수를 가지고 있다. 한 알의 모래에서부터 거대한 행성에 이르기까지 삼라만상이 끊임없이 진동하고 있다. 무수한 진동이 이루어 내는 조화와 질서 속에서 우주는 창조, 진화, 소멸을 반복한다.

우리 몸에도 빛과 소리와 진동은 존재한다. 우리 몸의 모든 장기들은 각자의 진동수에 따라 고유의 소리를 낸다. 심장박동 소리가 있듯이 뇌, 간, 위장, 신장 등은 각자의 소리를 내면서 서로 공명하고 어우러져 조화를 이룬다.

신체는 끊임없는 진동을 통해 노화된 세포를 떨어뜨리고 새로운 세포를 만들어낸다. 이것이 생명현상이다. 건강한 사람은 이러한 현상이 이루어져 간혹 몸에 질병이 생기더라도 스스로 치유가 가능하다. 이것을 자연치유력이라 한다. 만약 어느 장기나 세포에 이상이 생겨 불협화음을 내면, 주변의 건강한 세포들이 내는 조화음에 의해 이 불협화음은 원래의 진동수를 찾으면서 정상 세포로 치유된다.

그러나 정상 세포들의 진동이 미약한 상태에 있을 때는 오히려 불협화음에 공명되기도 한다. 이러한 상태에 있을 때, 우리 몸의 조화로운 에너지 흐름은 깨지고 건강은 악화된다. 신체의 불협화음은 부정적인 마음에서 시작된다. 부정적인 마음이 우리를 병들게 하고 연속적으로 다른 불협화음을 만들어낸다. 인간을 비롯한 모든 생명과 자연은 공명하는 자연과 우주, 인간의 에너지의 원리에 따라 몸과 마음의 균형을 바로 잡는다.

우주의 에너지와 우리 몸의 에너지를 연결시켜줄 좋은 매개자가 필요하다. 무지하고 이기심이 강한 자를 위해 아무 조건 없이 우주와 나를 연결해 줄 자연파동이 필요하다. 7색의 영롱한 수정파동이 그 길을 열어줄 것이다.

2. 차크라수정요법

생명의 본원인 차크라 생명체는 단순한 혈(穴)자리가 아니라 내 속에 또 하나의 우주파의 생명체로 존재하는데, 그것은 육신의 나와는 별개의 파동적인 물질로서 생체조직을 이루고 있다.

이 우주파 파동생명체는 끊임없이 우주의식과 파동적으로 교류하고 있다. 사람이 죽은 이후에도 파동생명체는 결코 소멸되지 않는다. 이 파동생명체에 깃든 나쁜 파동을 걷어내어 본래의 파동을 우주로 돌려보내야 한다. 그것이 우리의 의무이다.

그렇지 않으면 나쁜 파동은 우주의 본원으로 돌아가지 못하고 떠돌거나 윤회의 바퀴를 돌고 돌 것이다. 우리 각자 내부의 파동생명체에 깃든 나쁜 파동을 걷어내기 위해 간절하고 순수한 마음으로 수정파동율려기구에 도움을 청해 수정파동요법을 하여 그것을 걷어내는 데 노력해야 할 것이다.

우리 몸속에는 파동생명체가 넘나들고 있는 7개의 생체 조직이 있다. 그 생체 조직을 차크라라 한다. '수정파동기구'로 차크라에 깃든 나쁜 에너지를 걷어내고 좋은 에너지를 채워야 한다.

1) 차크라와 마음의 만남

차크라는 오라장에서 에너지를 받아들이는 통로이면서 육체적인 에너지나 마음의 에너지를 변환하는 기관이다. 이 에너지는 너무 고진동의 에너지라 인체에는 적합지 않으므로 인간의 육체에 적합하도록 에너지 변환이 차크라에서 이루어진다. 이렇게 변환된 에너지들은 차크라를 통해 인체로 들어오는데 6~7차크라에서는 천기(天氣)가 들어오고 1차크라를 통해 지기(地氣)가 들어와 인체 내로 퍼지게 된다.

인체 내에는 7개의 주된 차크라가 있으며 21개의 작은 차크라가 있다고 한다. 인체에 병이 생기는 것은 에너지의 밸런스가 깨져서 일어나게 된다. 그래서 수정요법에서는 직접 차크라와 오라장에 손을 대어 부정적인 에너지를 제거하거나 수정파동율려기구를 놓아 밸런스를 맞춰주면 병이 없어지는 것이다. 차크라를 연꽃 모양으로 묘사한 것을 보는데 이것은 각 차크라마다 연꽃잎의 수만큼 와동혈이 있다고 한다. 그래서 연꽃잎처럼 보인다고 한다.

1차크라 – 붉은색, 생존 의지, 근원적 생명력, 인체의 배설작용
2차크라 – 주황색, 기쁨을 주고받기, 수승화강(水乘火降)
3차크라 – 노란색, 인생에 대한 의식, 커다란 기쁨, 삶의 의욕
4차크라 – 녹색, 삶에 가슴을 열기, 정직과 성실, 책임감
5차크라 – 파란색, 영혼의 진화
6차크라 – 인디고블루, 내면세계에의 문, 직관, 신성의 자각
7차크라 – 보라색, 육체와 정신과 감정과 영적 레벨의 통합, 영혼의 완성

1~7차크라까지 에너지의 변환이 우리의 의식 속에 있는 집착, 분노,

무지의 마음에 신성한 우주파 에너지가 삐뚤어진 아(我)의 에너지를 바로 잡아주는 역할을 한다.

2) 수정기본요법(몸 살피기)

- 질병은 육체에 나타나기 이전에 먼저 에너지체로 나타난다. 수정요법 수혜자를 주의 깊게 관찰한 뒤 수혜자에게 문진(問診)을 한다. 아직 육체적으로 나타나지 않은 경우에도 기본적인 수정요법을 하면 병을 예방할 수 있다.
- 피부미용, 대체의술 종사자가 환부 주변을 시진(視診)이나 촉진(觸診)으로 항진(과도하게 활성화)되었는지 함몰(고갈)되었는지 혹은 환부의 색상을 구별하여 차크라의 생체전리체가 정체되었는지 확인한 후 본인의 직분의 범위 내에서 수정요법 범위를 결정한다.
- 의사, 한의사 등 전문직 종사자는 맥상이나 환자의 체질 분석 등을 근거로 하여 수정파동요법을 병행할 것인지 여부를 결정한다.

3) 좋은 수정요법사의 자세

조건 없는 사랑(Unconditional Love)을 가지고 다른 사람을 수용할 수 있어야 한다. 다른 사람의 고통을 덜어주려는 마음이 있어야 하며 그럴 수 있는 용기와 겸손함을 지녀야 한다. 조건 없는 사랑과 다른 사람을 수용하는 것은 나 자신의 도덕관이나 윤리관에 상관없이 다른 사람을 판단하지 않는 것이다. 나에게 도움을 구하러 오는 사람들은 나의 가치관과 맞지 않는 생활을 하고 그런 환경을 지닌 사람들일 경우가 많다. 그럴 때, 다른 사람을 판단하려는 마음이 들 때에는 이런 생각을 해보는 것도 좋을 것이다.

'만약에 내가 저 사람들과 같은 생활환경 속에서 자라왔다면 나라고 뭐 다를 게 있을까?'

만약에 조건 없는 사랑을 느끼지 못하고 다른 사람을 수용할 수 없는데 수정요법을 해준다면 그것은 바로 시술자 본인의 영혼에 해를 입히는 일이다.

다른 사람의 고통을 덜어주려는 동기는 수정요법사의 기본적인 자세이다. 수정요법사에게 왜 용기가 필요한가 하는 의문이 들 수도 있다. 그러나 병에 대한 정확한 지식과 판단으로 수정요법 수혜자에게 어떤 순서로 치유하여 완쾌할 수 있다는 것을 알려주는 용기, 피시술자의 생활습관이나 잘못된 의식을 이야기 해줄 수 있는 용기 등은 시술자가 가져야 할 자세이다.

만약에 병과 죽음, 나 자신의 죽음에 대해 공포를 느낀다면 깊은 명상을 통해 이러한 공포를 받아들일 수 있을 때에야 다른 사람들의 이런 공포를 덜어줄 수 있을 것이다.

수정요법을 하는 것을 다른 사람들에게 은혜를 베푸는 것으로 또는 나의 능력으로 병을 고친다고 생각하는 경우가 있다. 그러나 명심해야 할 것은 내가 누군가를 낫게 하거나 고치는 것이 절대 아니다. 피시술자 자신의 몸이 스스로 낫게 되는 것이다. 시술자가 하는 것은 피시술자의 몸이 스스로 낫도록 알려주는 길잡이일 뿐이다.

사람과 동물은 의지를 가지고 있다. 그러므로 본인의 의사에 맞지 않으면 지시를 따르지 않는다. 식물도 의식을 가지고 있다. 식물에게도 좋은 말을 하면 빨리 자라고 건강해진다.

수정은 동물과 식물처럼 의지를 가지고 있지 않으므로 수정에게 바라는 것은 무엇이든 따라한다. 때문에 너무 많은 요구를 하지 말아야 하고 복잡한 지시를 하지 말아야 하고 매개자가 깨끗하지 않으면 부정적인 파동이 환자에게 전달될 수 있다. 기본 수정요법 자세를 알지 못하고 수정파동기구를 모방하거나 훔친 수정, 부정적인 요소가 깃든 기구로 수정요법을 하면 그 나쁜 기운이 수정요법 수혜자에게 전달되어 수정요법 후 수혜자의 몸이 더욱 나빠질 수 있다.

그러므로 수정요법사는 순수하고 진심어린 마음으로 수혜자를 대하고 수정에게 올바른 지시만 해야 한다. 또 수정요법을 하기 전에 신성에게 축복을 기원하는 것이 좋다.

"○○○씨가 건강하고 행복해지길 기원합니다."

4) 수정요법사의 직관(Sense and Feel)

　직관(直觀)은 언제나 옳으며 직관을 신뢰해야 한다. 우리가 마음을 고요히 하고 마음속으로 깊이 들어갔을 때 보다 명확하게 느낄 수 있다. 각자 닦아온 지식이나 올바른 생각의 경험에 의한 직관으로 파악하여 수정요법의 순서와 방법을 결정해야 한다.
　직관은 우리 마음속 깊이에 살고 있는 내면의 영감이 우리에게 가르쳐주는 것이다. 직관은 지식을 넘어서는 가치이다. 직관은 수정요법에서 가장 중요한 가치이며 우리는 직관을 신뢰해야 한다.

5) 수혜자에게 수정요법의 순서 및 내용을 간단히 설명

　수혜자에게 수정요법의 순서 및 내용을 간단하게 설명해야 한다. 그리고 진정으로 감사하고 자연스럽게 받아들여야 한다. 수정요법사는 수정에게 무엇을 해야 할지 정확하고 완전하게 지시해야 한다. 몸의 어느 부위의 몇 번째 차크라의 독소를 뽑아내기, 흡수하기, 분해하기, 배출하기를 정확하게 말해야만 임무를 수행한다.

6) 수정파동요법을 하기 전 봉헌(奉獻)

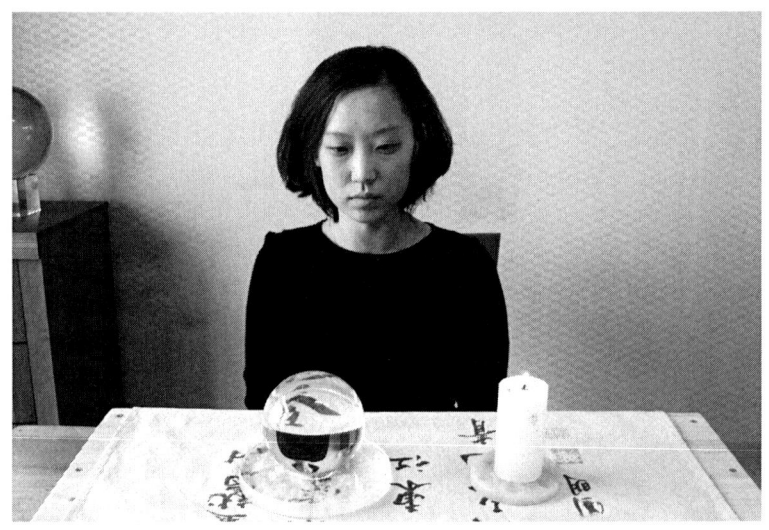

수정을 구입하여 수정을 정화한 후에 바로 봉헌을 해야 한다. 어떠한 목적에 사용할 것이며 간절하고 진정한 바람으로 사용할 것을 봉헌한다.

1) 나는 이 수정들을 순수한 목적에 사용할 것을 봉헌한다.
2) 나는 이 수정들은 순수한 하나의 생명체로 보고 남을 위해 자기 자신의 몸을 희생하는 최고의 선(善)에 진심으로 감사드린다.

7) 감사와 믿음으로 염원

수정파동요법을 하기 전 감사와 믿음으로 염원한다. 수정요법사나 수혜자는 수정파동율려기구를 좌우 수로 감싸 쥐고 두 손을 합장하여 감사와 믿음을 가지고 간절히 기도해야 한다. 수정요법사는 수혜자가 억압, 억울, 분노를 떨쳐버리고 편안한 마음을 갖도록 하여 수정파동으로 우주의식과 공명하게 한다.

● 수정파동요법하기 전 기원하기

수정요법사는 소리 내어 하든지 혹은 마음속으로 염원한다. 어떤 종교를 가졌건 어떤 직위를 가졌건 모두에게 평등한 염원을 해야 한다.

"○○○에게 도움과 보호에 김사드립니다.

부족한 수정요법사의 잘못과 부족한 점을 용서해 주십시오.

(기도문 염원)

수정요법 수혜자 ○○○님께 병의 치유와 축복을 위해 좋은 파동이 깃들고 나쁜 파장이 빠져나가 건강할 수 있게 기원합니다."

수정요법 수혜자

수정요법 수혜자와 시술자는 같이 본인이 마음속으로 바라는 일을 간절하고 순수한 마음으로 기도해야 한다. 그리고 현재의식이 멈추면 수정파동율려기구에 의해 현재의식이 멈춘 상태에서 무의식의 세계를 경험하기도 하고 무의식 속에 울체되어 있는 아픈 기억들을 걷어낼 수 있다.

8) 어느 차크라가 차단되었는지 아는 방법

- 시진: 차크라 상태를 직접 눈으로 확인하여 응체된 상태를 확인한다.
- 문진: 7차크라의 어느 부위가 좋지 않은지 수혜자에게 직접 문의한다.
- 펜들럼으로 다우징: 직관력을 가지고 펜들럼에 지시하여 차크라 응체 여부 확인.

3. 차크라 수정요법

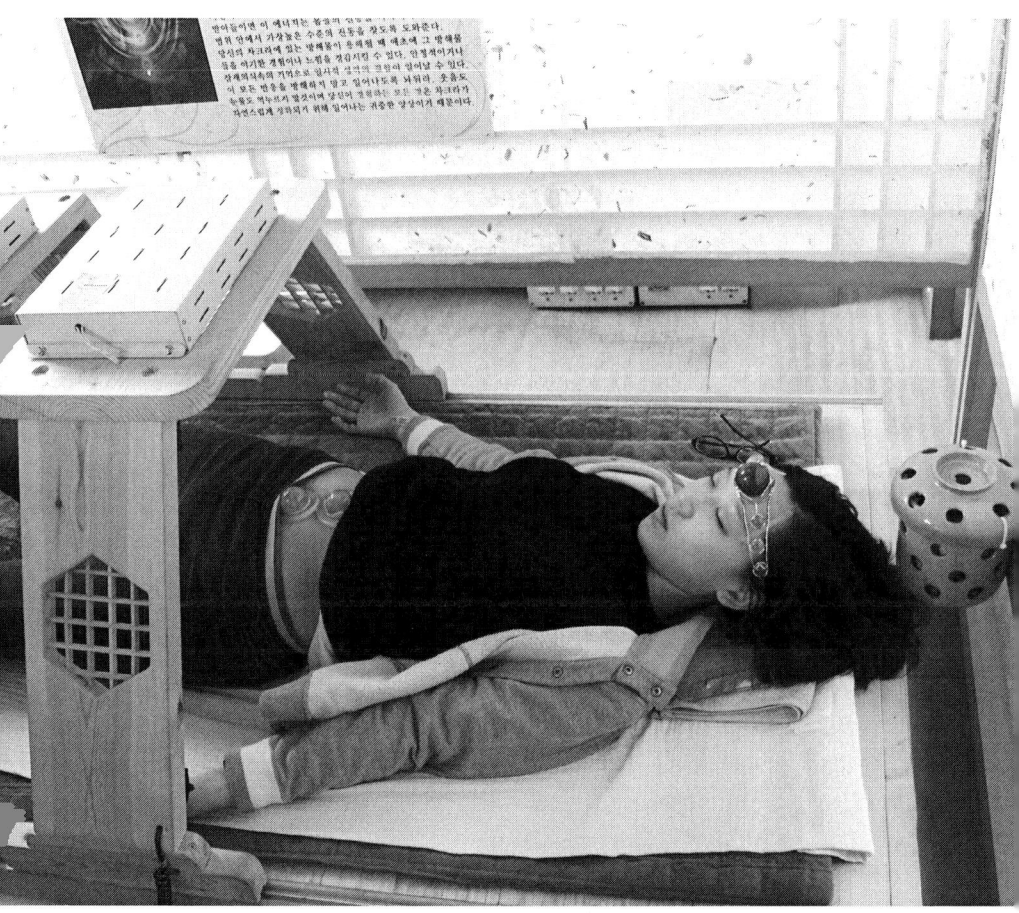

- 수정파동온열침대에 인체 후면에 수정요법을 하기 위해 똑바로 눕는다.
- 인체 전면에 일곱 가지 색의 '수정파동율려기구'를 차크라별로 놓고
- 아로마 향기요법을 병행하고
- 차크라 음악요법을 병행하고
- 하단전에 수정파동요법을 병해하고
- 상단전과 중단전에 색깔요법 병행 후
- 수혜자의 시각화 요법이나 부분 차크라 각성요법을 한다.

수정요법 수혜자가 현재의 생각을 끊고 순수하고 간절히 바라면 천연 수정의 자연파동에 의해 잠재의식의 세계를 경유하여 무의식의 세계를 경험하기도 한다.

무의식세계의 경험은 나를 되돌아보는 여행이다. 나의 삶을 되돌아봄으로써 근심, 걱정을 끊고 마음의 평온을 찾을 수 있다.

1) 부분 차크라 수정요법

(1) 기를 빼는 수정요법(수정 펜들럼 치유)
※ 수정을 아픈 사람의 환부 부위에 놓고 "나쁜 기를 뽑아 주십시오." 하고 지시한다. 왼쪽을 돌면서 시술한다.
  1차크라에서 7차크라로 차례로 치유

(2) 기를 넣는 수정요법(수정 펜들럼 치유)
나쁜 기(氣)를 뽑은 후 오른쪽을 돌려 기를 보충한다.

(3) 원격 수정요법(좌우 수에 수정파동율려기구를 가지고 기도)

원격 수정요법 → 이미지 영상 → 파동요법 전달
마음속으로 수혜자는 이미지를 영상화하여 간절히 기도하며 염원한다.
(어머니가 정화수를 떠놓고 간절히 기도하듯이)

2) 수정요법을 해서는 안 될 때

직관을 믿되 직관이 제대로 발휘되지 않는 상황이 있다. 그런 상황은
(1) 시술자 본인이 아플 때
(2) 심한 스트레스를 받고 있을 때
(3) 우울하거나 의기소침할 때
(4) 몹시 걱정스러운 일이 있을 때
(5) 수정요법을 하고자 하는 열망이 지나치게 넘칠 때
(6) 어떤 관계가 있어 거리감을 두기 힘들 때
(7) 임신한 여성
(8) 어린아이
(9) 고혈압 환자는 시술 시 별도의 주의를 요함
이럴 때는 절대 수정요법을 해서는 안 된다.

임신한 여성이나 너무 허약한 자, 태아에는 영향을 줄 수 있기 때문에 배꼽, 성, 비장, 명문, 기본 차크라에 차크라 호흡을 하지 말아야 한다.

3) 수정파동요법 시 주의사항

(1) 20분을 초과해서는 안 된다.
(2) 보석을 제거한 후 2~3분 누워 있는 것이 좋다.
(3) 보석을 사랑과 존중심으로 대하고 그 선물을 감사히 여기며 그것이 당신의 눈과 가슴을 거듭 기쁘게 해줄 장소에 보관해야 한다.
(4) 보석가루나 에센스오일을 아픈 부위에 바르면 치유, 소생, 보호 효과가 크다.
(5) 보석 주위에 수정을 가세함으로써 그 특정한 보석을 지원할 수 있다.
(6) 시술자가 부정적인 감정이 있을 때 힐링을 멈추어야 한다. 부정적인 감정은 차크라가 기능부전이 되어 면역체계와 방어체계에 해로운 영향을 준다.

4) 병 에너지 오염 방지

(1) 양손, 팔꿈치까지 물이나 소금물로 씻는다.
(2) 70% 에틸알코올로 소독한다.

5) 수정요법을 마치면서

마지막으로 환자가 건강하고 모든 일이 잘되게 모든 신성님께 도움과 보호의 기도를 하고 신성의 치유에 다시 감사드린다.

○○○님 건강하게 해주고 가정에 평화가 깃들길 빕니다.
○○○, ○○○, 신들께 – 도와주셔서 감사드립니다.
진심으로 감사드립니다.
○○○ 모든 신께 감사드립니다.

6) 수정요법 후 수정 정화하기

수정은 깨지거나 부서지기 쉬우며 결대로 분리되기 쉽다. 그러므로 하나씩 따로따로 보관하는 것이 좋다.

수정을 새로 샀거나 수정요법을 위해 사용한 후에는 꼭 정화를 해야 한다. 그런 후에 오랫동안 쓰지 않을 경우라면 실크나 벨벳같이 부드러운 천으로 수정을 감싸서 보관한다. 이렇게 해야 수정이 쓸데없는 다른 에너지를 흡수하는 것을 막아준다.

다른 사람이 수정을 만졌다면 그때도 정화를 해야 한다. 수정이 다른 사람의 부정적인 에너지나 그 사람의 고유한 에너지를 흡수해 당신에게 전해주기 때문이다.

기본적으로 자신의 수정을 다른 사람이 만지지 않도록 하는 것이 좋으나 아직 우리나라에서 그런 것을 아는 분이 드물고 수정이 아름답기 때문에 누구나 만지고 싶어 한다. 그럴 경우, 만지면 안 된다고 부드럽게 제지하고 그 이유를 설명하라. 그러면 대부분 이해한다. 부득이하게 다른 사람이 만졌다면 정화를 해야 한다.

수정중 시트린(황수정)은 정화를 할 필요가 없다. 시트린은 자기 스스로 정화한다. 백수정은 다른 수정과 보석들을 정화시킬 수 있다.

7) 수정의 정화와 충전하기

- 수정을 충분히 정화되지 않은 상태에서 사용하면 피시술자에게 고통이 전이될 수 있다.
- 한 가지 방법으로 정화하기보다는 가끔 다른 방법을 써보는 것도 좋다

(1) 소금을 한 줌 뿌려 물에 씻은 후 흐르는 물에 하루 이상 담가놓은 후 다시 사용한다.
(2) 피라미드: 33일 동안 보관
(3) 오르곤(orgone): 유기체 or 비유기체
   충전지: 33일
(4) 자석: 자석의 S극 위에 놓음(1,000~2,000가우스)
   cf) 습기제거
   에너지 장은 물속에서 팽창하며 수소와 산소의 방출을 일으킴
(5) 땅에 묻는 방법(오염되지 않은 땅에 묻는다)
(6) 소금에 묻는 방법(자연산 소금)
(7) 파동 정화 방법(수정 볼의 파동 정화)
(8) 수정자갈 및 다른 보석류에 묻는 방법
(9) 햇빛, 달빛을 쬐는 방법(햇볕은 직사광선은 피해야 한다.)
(10) 향기 혹은 연기에 쬐는 방법(아로마 향기 등에 쬔다.)

8) 수정을 자연에 돌려보내기

　수정요법 시술 중 수혜자의 나쁜 파동에 의해 종종 수정이 변질되거나 파손되면 자연으로 돌려보내야 한다. 산수 좋은 곳을 골라 좋은 흙 속에 묻어야 한다. 수정은 아무 말 없이 본인의 몸을 희생하면서 아픈 사람을 치유해준다.

　사람들은 자기 몸을 희생하면서 치유를 해준 수정에 대한 고마움이 없다. 대부분의 사람은 수정요법 비용이 비싸다는 생각밖에 없다. 우리는 동물이든 식물이든 자연계의 모든 물질에 대한 고마움을 가져야 한다. 우리는 모두 우주 안의 한 식구이기 때문이다.

4. 차크라 명상

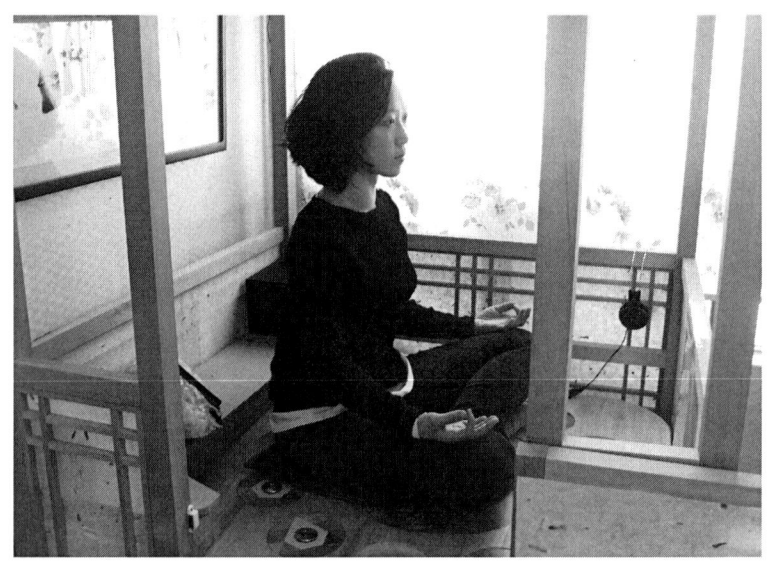

　이 장에서 설명하는 명상, 호흡, 수행 방법은 '수정파동요법'을 결합하여 명상 수련을 하면 심신치유에 많은 도움이 될 수 있다는 것을 설명하기 위해 요약 해설한 것이며 수행이나 치유호흡 명상법에 대한 전문적인 해설은 아니다.

　색불이공(色不異空) 공불이색(空不異色). 즉, 색의 물질과 공의 파동이 다르지 않고 색(色)의 물질이 곧 파동이요, 공(空)의 파동이 물질이다.

　이것은 우주와 내가 파동으로써 한 몸의 일체가 되어 연결되어 있다는 것이다. '수정파동요법'이 매개체로서 명상, 호흡과 하나로 쉽게 연결해줄 수 있다는 것이다.

　그러므로 천연수정파동은 우주의 파동신호를 차크라를 통해 내분비계에 전달하여 각종 호르몬의 분비를 조절하여 장부의 기능을 조절하고 소주천(小周天)과 대주천(大周天) 수련을 전문수련이 아닌 초보자도 쉽게 명상, 호흡을 접할 수 있는 매개자로 역할 하는 '우주파동요법'에 관한 설명이다.

1) 차크라 수련(사마타와 위파사나)

지금까지 인류가 찾아낸 수행법의 주제를 크게 나누면 빛, 소리, 호흡, 마음의 네 가지로 나눌 수 있다. 이 네 가지 수행주제를 집중하는 방법을 불법(佛法)의 입장에서 보면 정신통일법인 사마타(samatha, 止, 定)와 지혜 해탈법인 위파사나(vipassana, 慧)로 대별할 수 있다.

사마타 수행법에는 위파사나가 없지만 위파사나 수행에는 사마타의 집중이 포함된다. 호흡수행 역시 사마타로도 할 수 있고 위파사나로도 할 수 있다. 사마타로 수행하면 정신통일의 차원에 머물고 위파사나로 수행하면 탐진치(貪瞋恥)를 벗어난 깨달음의 경지까지 이르게 된다. 그러므로 사마타와 위파사나에 대한 정확한 이해가 되면 모든 수행법을 두 갈래로 나누어 자신의 수행에 이용할 수 있다.

위파사나는 붓다가 그 당시 모든 수행법을 통달하고도 깨달음에 이르지 못하자 스스로 보리수나무 아래에서 발견했던 것이다. 그러나 이 수행법은 붓다가 만든 것이 아니라 본래부터 존재했던 것으로 그 뒤 요가나 도가, 유가 등의 영향을 주고받으며 오늘날에 이르렀다.

2) 수행(修行)의 두 갈래 – 사마타와 위파사나

삼매(三昧)란 하나의 수행 주제에 일념으로 집중하여 이루어지는 고요함과 평온의 상태를 일컫는 말이다. 이것을 청정도론에서는 심(心)과 심소(心所)가 하나로 된다고 말한다. 심이란 대상을 갖는 의식이고, 심소란 심의 대상과 대상에 관련된 의식의 흐름, 즉 감각[受], 인식[想], 의지작용[行] 등이 하나로 통일되는 것이다. 사마타의 특징은 흩어짐 없이 산만하지 않는 것이 한 곳에 집중하여 고요함에 머물게 하는 것이다. 그러나 사마타의 집중력은 의식[識]에 바탕을 두기 때문에 일시적인 평온과 환희를 느껴도 궁극의 깨달음에는 이르지 못한다.

붓다 생존 당시 다른 종교의 수행자들은 사마타 수행으로 깨달음을 얻었다고 생각했다. 붓다 역시 그 수행법들을 통달했지만 우주의식까지 포함하는 무의식 세계를 넘어서지는 못했다. 위파사나는 위(vip)와 파사나(passana)로 이뤄진 인도 고대 팔리어이다. 위는 '여러 가지' '이전' '꿰뚫다' 등의 뜻이 있고 '파사나'는 '본다' '알다'의 뜻이 있다. 수행 주제의 대상이나 사물의 현상을 '여러 가지'인 무상(無常), 고(苦), 무아(無我)로 보아 현상 이전까지 '꿰뚫어본다'는 뜻이다. 여러 가지 현상은 상호 연관되어 일어나는 연기적인 것으로 보는 것이고, 현상 이전은 사과를 칼로 치면 반으로 갈라지면서 안이 나타나듯이 직관적으로 본체를 보는 것이다.

이것을 정리하면 현상이 일어나면 즉각 알아차리는 즉관(卽觀), 그 현상을 여러 가지 모습으로 보는 수관(隨觀), 현상 이전까지 꿰뚫어보는 직관(直觀, 內觀)이 위파사나의 특성이라고 할 수 있다. 이것을 '반야관'이라 한다. 사마타는 대상의 집중된 상태에만 머물기 때문에 일시적인 평온 상태에 머물다가 시간과 조건이 변화되면 깨어난다. 반면 위파사나는 무의식 이전까지 꿰뚫어 들어가 본래부터 있던 깨달음의 세계에 계합되어 현상을 있는 그대로 보게 된다. 이것을 도표로 정리하면 다음과 같다.

붓다를 깨달음으로 이끈 원리

불교에서 깨달음은 연기(緣起)와 중도(中道)를 말한다. 라즈니쉬나 라마나 마하리쉬, 붓다 당시의 우파니샤드 등에서도 우주일여, 주객일여란 말은 있었지만, 중도와 연기는 붓다가 깨달음을 실현한 후에 사용한 말이다.

불교에서는 인간의 의식 세계를 크게 두 가지로 나누어 본다. 하나는 대상을 갖는 의식이고, 다른 하나는 대상을 꿰뚫어보는 반야관(panna, 般若觀)이다. 전자를 의지하는 것이 사마타 수행이고, 후자를 의지하는 것이 위파사나 수행이다. 대상을 갖는 의식은 무의식까지 포함한다. 여기에는 우주와 하나가 되는 무의식까지도 포함된다. 그러나 이것은 무기공(無記空)의 착각일 수 있으므로 이 무기공의 무의식층을 반야관으로 완전히 꿰뚫어볼 때 중도와 연기가 실현되는 것이다. 이것이 붓다가 발견한 깨달음이다. 중도, 연기가 실현될 때 완전한 지혜, 완전한 우주적 사랑이 저절로 이루어지는 것이다.

붓다는 중도, 연기의 깨달음을 얻은 뒤에 제자들에게 가르칠 때 현상 이전의 반야관에 의지하여 대상을 갖는 의식을 꿰뚫어보아 중도와 연기를 실현하게 하는 것이다. 붓다는 사마타 수행을 통달한 후에 보리수 아래에서 12연기를 반야로 관찰한다. 이것은 팔리어 원어로 보면 분명히 나타나 있다. 다시 말해 현상적인 대상을 갖는 의식을 본래 있는 반야관으로 입체적으로 포착하여 대상을 갖는 의식에서 탐진치를 제거하고 12연기에서 중도를 실현하는 것이다. 이것이 붓다가 발견한 깨달음의 원리이다.

12연기는 여러 가지 시각으로 설명할 수 있지만, 여기서는 오온(五蘊)의 흐름으로 설명하겠다. 앞에서 살펴본 5가지 집합적 현상인 오온의 생멸이나 오온 이전의 본성을 모르는 것이 무명(無明)이다. 그러나 오온은 변화하고 괴롭고 실체가 없는데, 항상하고, 즐겁고, 실체가 있는 것으로 착각하여 여기에 의지작용[行]이 일어나 무의식을 형성하고, 무의식은 물체와 정신의 성질[名色]을 이루고, 이 물체와 정신의 성질은 앞에서 살펴본 눈, 귀, 코, 입, 몸, 의식을 이루어 여기에서 대상과 부딪치며[觸], 받아들이고[受], 애착[愛]하고 집착[取]하여 있음[有]을 만들어 생로병사(生老病死)로 작용한다. 이것은 반야관으로 볼 때 모든 대상이 연기적으로 나타나고, 이 현상에서 무상, 고, 무아를 보아 현상 이전의 본래적인 무한한 지혜, 영원한 평화와 자유에 계합하여 자비를 실천하는 것이 붓다의 깨달음이다.

〈출처〉 어디서 와서 어디로 가는가?

위파사나 수행

5. 수정파동과 차크라 명상

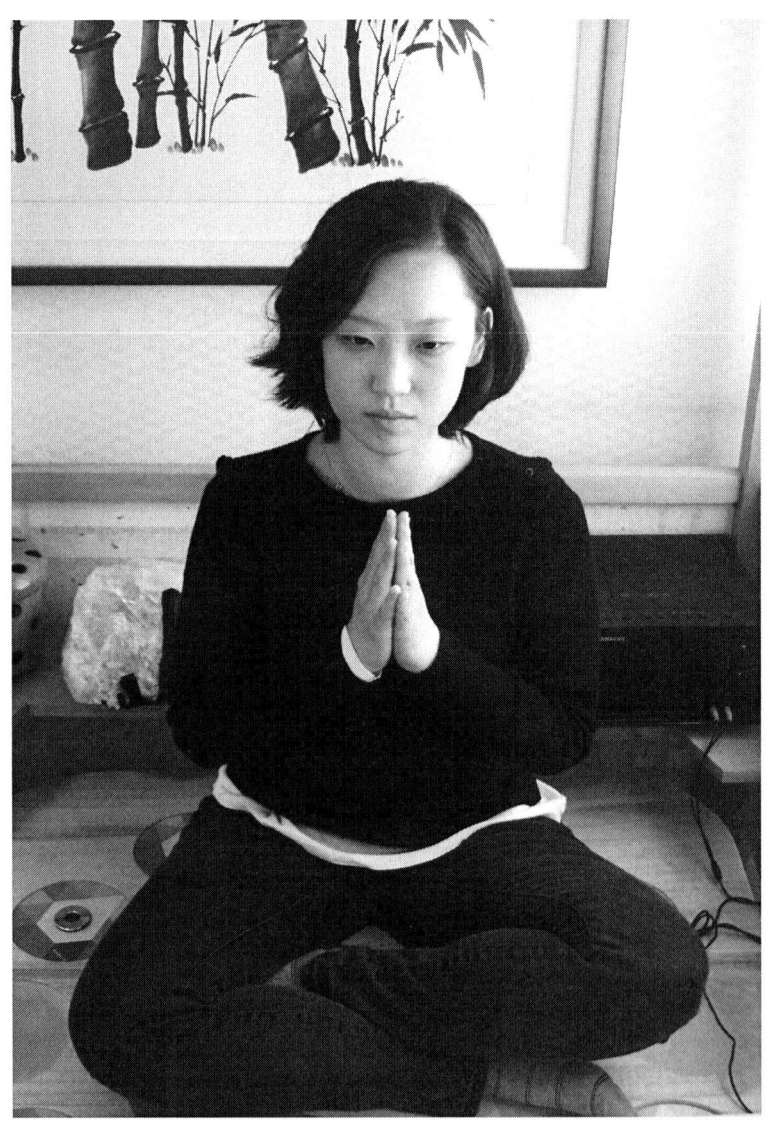

차크라는 에너지에 의해 깨어난다. 에너지의 3가지 요소는 빛과 소리와 파동이다. 빛과 소리와 파동은 이 우주의 근원적인 창조에너지로서 율려(律呂)라고도 한다. 모든 생명은 이 율려 속에 존재한다. 차크라 수련은 에너지의 조화를 통해 우리 몸에서 율려가 살아나게 하는 수련법이다.

율려가 깨어나는 자리는 상단전에 해당하는 6차크라이다. 6차크라는 뇌의 뇌간과 연결된다. 뇌간은 모든 생명의 율동인 율려와 직결된 문이며, 인간의 신성이 자리하는 곳이다. 뇌간에서도 두뇌하부 말단 부분인 송과체와 시상하부는 빛, 소리, 접촉 같은 외부로부터의 감각에 의해 크게 활성화된다. 또한 자율신경을 통한 인체 내부의 자극에 의해 활성화되기도 한다. 자연파동이나 소리, 빛에 의해 차크라 각성은 훨씬 용이해진다.

수정파동요법과 명상수련을 동시에 하면 효과적이다. 명상수련을 경험하지 않은 초보자라도 천연수정파동에 의해 차크라가 각성되어 본인의 의지와 관계없이 무의식 세계를 체험하고 무의식을 현재의식으로 꺼내어 현재의 삶을 살펴보는 기회를 갖기도 한다.

명상을 시작하며(합장)

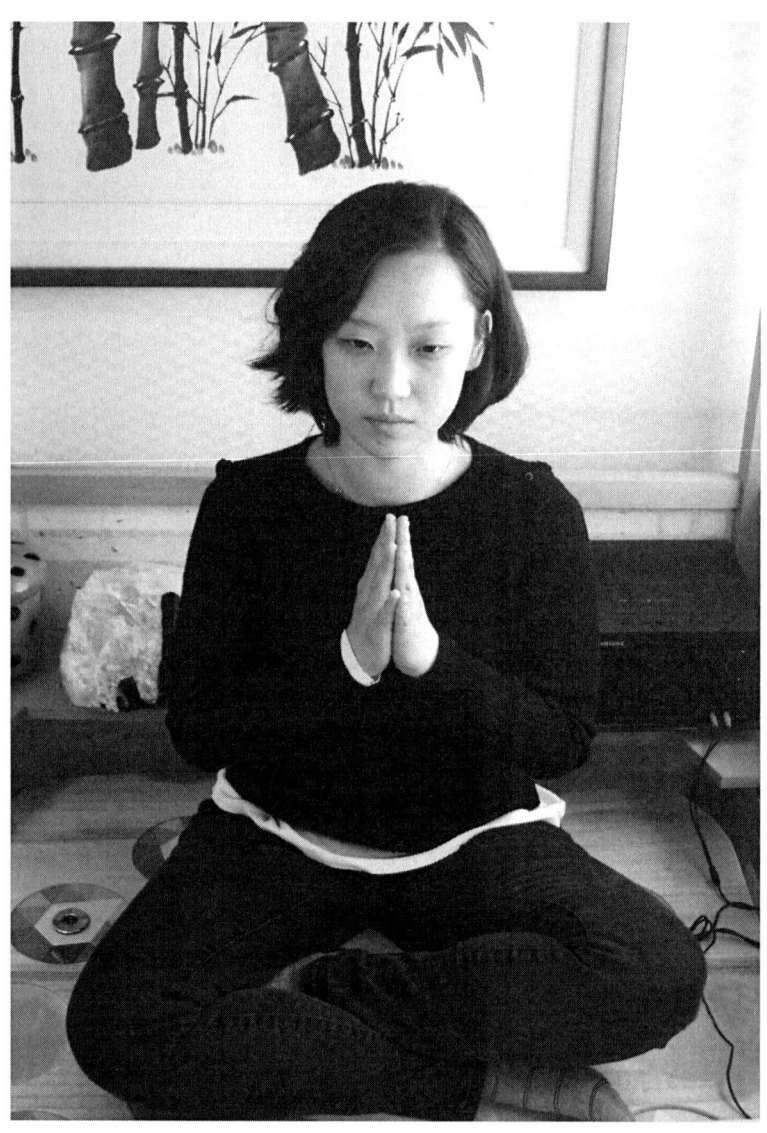

마음이 가는 곳에 정신이 가고 정신이 가지 않는 곳에 氣가 엉키며 오장 육부와 기혈(氣血)을 막아 병을 일으킨다. 수정파동율려기구와 수정파동명상 장치는 잠자고 있는 차크라를 일깨워 우리 몸속의 에너지 중추를 바로 세워 고통에서 벗어나게 할 것이다.

1) 명상에 앞선 이완(弛緩)

차크라 수련에 앞서 가장 먼저 할 일은 몸과 마음을 이완하는 것이다. 기(氣)는 영혼과 육체를 연결시켜주고, 영혼은 기를 통해 육체에 메시지를 전달한다. 영혼과 만나기 위해 가장 먼저 마음이 이완되어야 한다.

우리의 마음이 미치는 곳에 기(氣)가 있다. 우리의 마음이 미치는 곳에는 기(氣)가 생긴다. 우리 내부의 신성에 귀를 기울이며 현재의식을 멈추어 정신과 육신을 조화시켜줄 것이다.

2) 수정파동명상 방법

수정파동율려기구를 장심에 놓고 하는 명상에서 좌수, 우수 중심에 수정율려 기구를 놓고 정성껏 감사 기도하면 좌뇌(현재의식)와 우뇌(무의식)가 송과선(잠재의식)에 의해 통합되어 현재의식을 끊고 무의식의 세계를 체험하기도 하며 현재의 삶을 되돌아보는 계기를 만들어 집착, 분노, 무지 등의 의식적 마음의 고통을 경감할 수 있다.

● **수정파동명상장치에서 하는 명상**

초보자라도 현재의식을 멈추고 과거로의 여행을 경험하기도 하고, 소주천과 대주천을 경험하기도 하며, 척추 교정의 수정을 하기도 한다.

● 수정파동침대에 누워서 하는 명상

침대에 수면상태에서 수정파동요법을 한다. 인체 전후 면의 차크라를 각성할 수 있고, 향기요법, 음악요법, 온열요법을 결합하여 남녀노소 누구나 쉽게 깊은 수면상태에서 수정파동 명상을 체험할 수 있고 인체의 수승화강(水昇·火降)이 이루어진다.

3) 차크라 명상(수정파동시각화 수련)
- 수정파동명상장치에서의 좌선명상

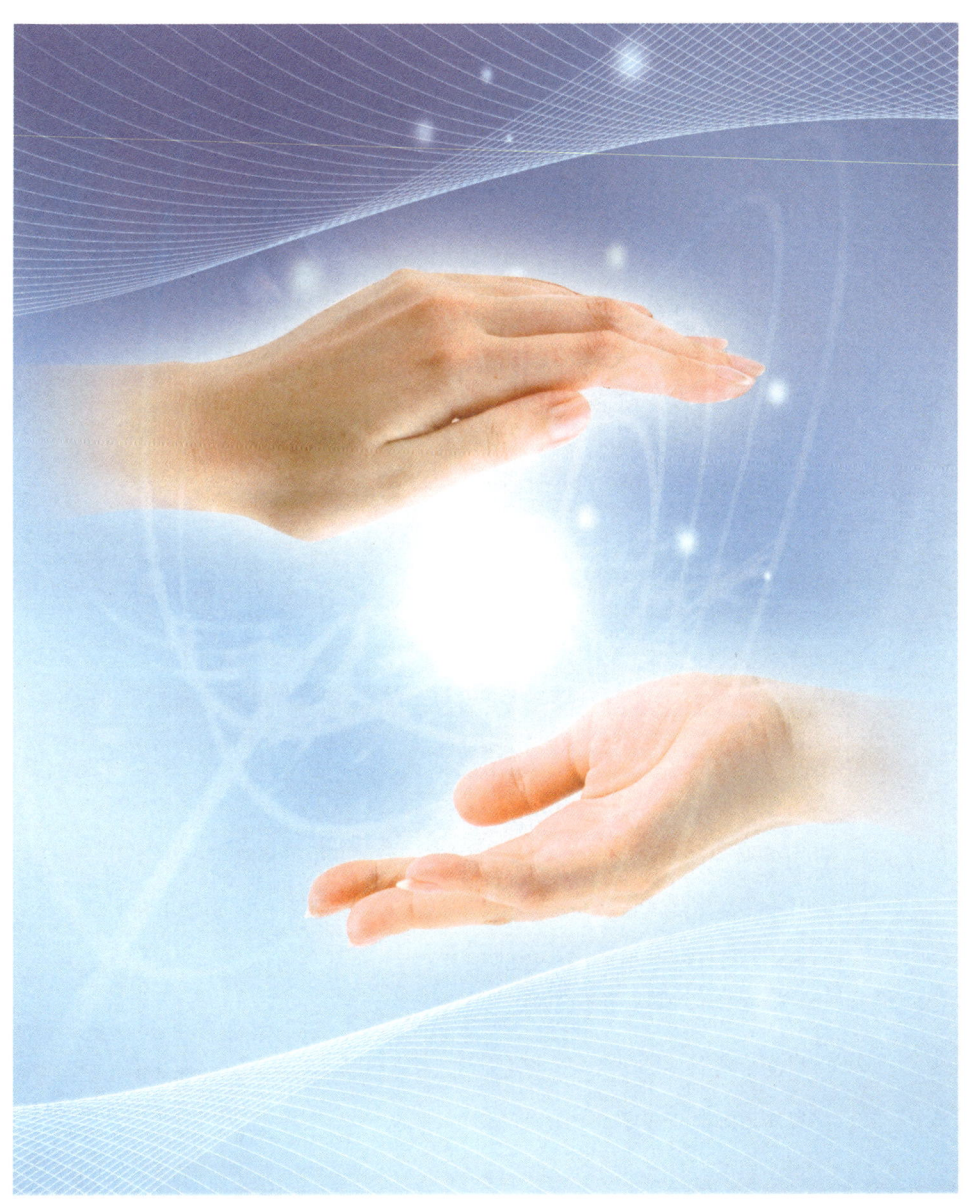

천연수정은 우리 인체와 가장 잘 동조하며 정신력을 극대화시킬 수 있는 결정체이다. 수정파동명상장치 안에는 수정파동을 조사(照査)하고 있다. 수정파동의 흐름에 따라 편안한 자세로 심호흡을 하면서 전신을 이완시킨다. 수정을 두 손으로 감싸거나 앞에 두고 수정을 응시하면서 모든 사념을 잠시 멈추고 집중한다. 시각화 수련을 하거나 그냥 생각을 끊고 앉아 몸에 집중하여 느끼는 수련이다.

※ 시각화 수련 시 아로마 요법을 병행하면 더욱 효과를 증진시킨다.

- 시각화 수련: 수정파동 시각화

(1) 첫 번째 차크라: 주시를 회음혈 주변으로 향하게 하고 마음의 눈으로 붉은 에너지공을 시각화한 뒤 작은 섬광을 시각화한다. 그것을 더욱 크게 하여 찬란한 큰 공이 되게 한다. 붉은 에너지 공을 시각화한다.

(2) 두 번째 차크라로 이동하여 양손 사이의 에너지 공을 둥글고 탄력 있게 만든다.

(3) 세 번째 태양신경총 차크라로 이동하여 밝은 금빛으로 된 하나의 에너지 공을 양손 사이에 의식을 집중하면서 계속 키운다.

(4) 네 번째 가슴 차크라로 이동하여 가운데는 분홍색이며 테두리는 녹색인 하나의 불꽃을 상상하라. 그 빛깔을 선명하게 볼 수 있을 때까지 시각화하여 양손으로 에너지 공을 돌리며 어루만진다.

(5) 다섯 번째 목 차크라로 이동하여 청색(파랑)의 불꽃을 시각화하라. 지나치지 않고 언제나 편안함을 느껴야 한다.

(6) 여섯 번째 (송과선)차크라로 이동하여 짙은 남색으로 된 에너지 공을 시각화하라. 에너지 공을 점점 큰 공이 되게 하라. 천천히 자연스럽게 한다.

(7) 일곱 번째 차크라(왕관 차크라)로 이동하여 작은 보라색 섬광을 시각화하여 막혀 있는 에너지의 흐름이 소통됨을 느껴라.

금빛 왕관을 멀리 뻗어나가게 하라. 눈을 감고 잠시 침묵한다.
양손에 힘을 빼고 에너지의 흐름에 몸을 맡겨라. 막혀 있는 차크라의 회전과 떨림이 느껴지기도 하고 슬픔이 북받쳐 울기도 하고 기쁨으로 웃기도 한다. 다양한 움직임이 있다. 자연스런 양상으로 그대로 두라. 무의식속에 갇혀 있는 분노, 억울 등이 현재의식으로 나와서 우리의 영혼이 자유로워지고 기쁨에 가득 차는 것을 느낄 것이다.

4) 수정파동명상(색깔 요법)
– 수정파동침대에서 수정요법을 받으면서 하는 명상

먼저 수정파동침대에 편안히 누운 후 일곱 가지 차크라에 각각 7색의 수정을 놓은 후 차크라 음악을 들으면서 명상 이완을 10분 정도 하고, 천천히 부드럽게 '마음의 눈'을 시각화한다.

- 시각화 수련 = 시각화요법
- 명상 이완요법: 먼저 긴장의 이완은 모든 치유의 근본 바탕이 된다. 심신의 뇌파를 세타(θ)파로 이끌어 자연치유력을 일으키게 하는 것이다. 그리고 1차크라에서 상위 차크라로 순서대로 시각화하여 차크라가 활성화되게 한다. 향기요법,

음악요법, 온열요법을 결합하면 더욱더 효과적인 명상요법이 된다.
- 시각의 감각 작용: 그 어떤 외부의 도움 필요치 않고 본인 스스로 시각화 한다 (붉은 에너지 공 시각화).
- 냄새의 감각작용: 아로마 요법을 작용한다.

맑고 깨끗한 호숫가 옆 평안한 언덕을 시각화(풀잎냄새, 흙냄새)

1차크라(기초 차크라) 찬란한 '붉은 에너지 공'을 시각화
　　⬇　　그 어떤 압력이나 강제적 노력 없이 다시 '마음의 눈'으로 시각화한다.

2차크라(천골 차크라) '주황색 불꽃' →주황색 에너지 공을 시각화
　　⬇

3차크라(태양 신경 총 차크라) 천천히 부드럽게 이동
　　⬇　　밝은 금빛 물결 → 금빛 에너지 공을 공시각화

4차크라(가슴 차크라)
　　⬇　　가운데 분홍색 테두리 녹색 →녹색 에너지 공을 시각화

5차크라(목 차크라)
　　⬇　　밝은 청색(파랑)→ 파랑 에너지공을 시각화

6차크라(이마 차크라): 짙은 남색 불꽃 → 남색 에너지 공을 시각화
　　⬇

7차크라(왕관 차크라): 보랏빛 섬광 → 금빛 광선의 보라색 에너지 공을 시각화
　　⬇　　눈을 감고 다시 침묵: 명상 수련 20분

모든 생각과 감정을 잠시 멈추고 몸에 집중하여 내면의 소리를 듣는

다면 자신이 평온하여 균형 잡혀 있되, 내적인 강인함과 충만한 에너지와 기쁨으로 가득 차게 된다.

자신의 영혼의 문이 열려 에너지 중추들이 균형을 잡았다는 것을 당신은 깨닫는다. 이때부터 당신의 영혼의 성장이 이루어진다.

수정파동 시각화 요법은 당신의 몸과 영혼 그리고 정신을 스스로 치유하고 조화시킬 수 있는 놀라운 방식이다.

cf) 시각화 요법+아로마 요법+호흡수련 등과 보석요법을 결합하면 더욱더 효과가 증진될 수 있다.

6. 깨달음의 호흡이란?(차크라 호흡)

앞에서 살펴본 바와 같이 인간의 마음은 대상을 갖는 의식과 반야관으로 이루어져 있다. 전자에 의지하는 것이 사마타 수행이고, 반야관에 의지하는 것이 위파사나 수행이다. 호흡수행 역시 사마타로 집중하면 일시적인 평온의 상태나 잠재능력의 개발에만 머물고 만다. 위파사나로 수행하면 탐진치가 없는 궁극의 깨달음에 이르러 완전한 지혜, 완전한 사랑을 실현한다. 이것을 붓다의 대념처경(大念處經)에서 살펴보겠다. 먼저 몸을 관찰하는 것부터 시작하는데, 마음을 고요하게 집중하여 숨을 들이쉬고 내쉰다.

- 수정파동명상장치 안에서 호흡 수련을 하면 초보자도 천연수정의 파동을 수신하여 현재의식이 끊어진 무의식 세계의 체험 후 현재의 삶을 돌이켜보는 계기가 되곤 한다.

몸을 관찰하며 호흡한다(身念處).

① 호흡이 길면 길게 마시고 내쉰다고 알아차린다.
② 호흡이 짧으면 짧게 들이쉬고 내쉰다고 알아차린다.
③ 온몸에 대해 느끼면서 숨을 들이쉰다. 온몸에 대해 느끼면서 숨을 내쉬며 수련한다.

④ 신체적 현상[身行]을 고요하게 가라앉히면서 숨을 내쉬고 마시면서 자신을 수련한다.

이때의 호흡은 자연호흡이다. 호흡을 멈추거나 빠르게 혹은 길게 하면 의지작용이 가미되어 순수한 선정에 들 수 없다. 그러므로 ①과 ②에서 호흡이 길면 긴 대로, 짧으면 짧은 대로 있는 그대로 알아차린다. 이때 호흡을 알아차리는 것이 반야관이다.

①, ②에서 반야관이 깊어지면 ③의 과정으로 진행되어 온몸 전체나 호흡의 처음, 중간, 끝 부분이 관찰된다. 이때는 주로 코끝에 집중하면서 숨이 코끝(처음), 가슴(중간), 배(끝)로 들어오는 것을 그리고, 배(처음), 가슴(중간), 코끝(끝)을 통과하여 나가는 것을 반야관으로 알아차린다. 이것이 깊어지면 ④의 과정에서는 호흡에 관련된 행(行, sankra)을 반야관으로 알아차린다. 이것이 사마타 호흡과의 분명한 차이점이다.

사마타 호흡에서는 호흡을 빛이나 기(氣)를 모아 계속 온몸에 주천(週天)하거나 출신(出神)하게 한다. 반면 여기 위파사나 호흡에서는 호흡에 따른 물질[色/氣]을 지(地), 수(水), 화(火), 풍(風)으로 나누어 이들 상호관계와 여기에 관련된 느낌[受], 인식[想], 의지작용[行], 식(識)을 연기적으로 관찰한다.

구체적인 방법은 이렇다. 코끝에 부딪치는 접촉 부분이나 배의 움직임에서 지수화풍(地水火風)의 성질이 반야관으로 포착된다. 이것이 감각, 마음, 법의 관찰로 나아간다. 즉, 물질(色)의 성질이 포착될 때 여기에 따른 느낌, 인식, 의지작용, 현재의식, 무의식까지를 입체적으로 계속 파고들면서 그 변화[無常], 고통[苦], 실체 없음[無我]을 보아 몸과 마음에서 탐진치를 제거해 나간다.

감각을 관찰하며 호흡한다(受念處).

⑤ 환희[喜]를 느끼면서 숨을 들이쉰다(내쉰다).
⑥ 행복감[樂]을 자각하면서 숨을 들이쉰다(내쉰다).
⑦ 마음의 기능[心行]을 자각하면서 숨을 들이쉰다(내쉰다).
⑧ 마음의 기능을 고요하게 하면서 숨을 들이쉰다(내쉰다).

 호흡수행에서 몸의 관찰이 깊어지면 환희와 행복감이 충만한 감각 쪽으로 나아가게 된다. 이때 인식[想]과 행(行)의 기능을 같이 연기적으로 보는 심행을 관찰한다. 이것이 깊어지면 마음이 고요하게 된다.

마음을 관찰하며 호흡한다(信念處).

⑨ 마음의 상태를 각수(覺受)하면서 숨을 들이쉰다(내쉰다).
⑩ 마음을 기쁘게 하면서 호흡을 한다.
⑪ 마음을 고요하게 하면서 호흡을 한다.
⑫ 마음을 해탈시키면서 호흡을 한다.

 호흡에서 감각 관찰이 깊어지면 의식의 흐름인 마음 상태를 감지한다. 마음의 집중이 깊어지면 더 한층 미묘한 고요함이 오면서 선정[定]에 들게 되어 모든 감각적 욕망, 성냄, 불안정, 회의에서 자유롭게 된다.

법을 관찰하며 호흡한다(法念處).

⑬ 무상(無常)을 수관(隨觀)하면서 호흡한다.
⑭ 이욕(離慾)을 수관하면서 호흡한다.
⑮ 멸(滅)을 수관하면서 호흡한다. 벗어남[出離]을 수관하면서 호흡한다.

마음의 관찰에서 마음 선정에 들어 모든 장애로부터 일시적으로 벗어나게 된다. 법의 관찰에서는 처음의 호흡 길이, 전체, 감각, 마음 등의 관찰에서 무상 위주로 알아차린다. 무상한 것은 괴롭고 실체가 없어 탐진치를 떠나게[離慾] 되어 멸(滅)의 상태에 들어 청정한[出離] 열반을 이룬다.

〈출처: 월간 정신세계〉
깨달음의 호흡, 위파사나(Vipassana)
어디서 와서 어디로 가는가?

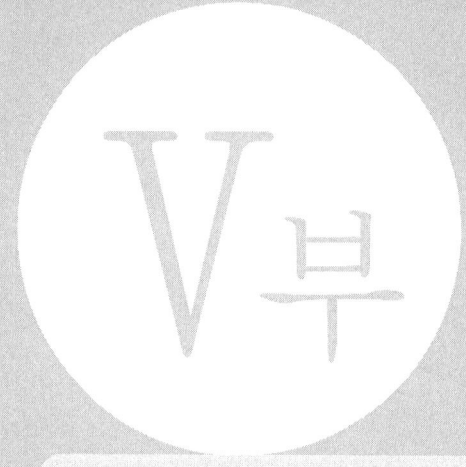

1. 차크라란 무엇인가?
    1) 1차크라
    2) 2차크라
    3) 3차크라
    4) 4차크라
    5) 5차크라
    6) 6차크라
    7) 7차크라
    8) 일곱 가지 차크라와 자연의 만남

2. 수정(水晶)이란?
    1) 수정은 왜 육각으로만 자랄까?
    2) 수정의 종류
    3) 탄생석(誕生石)이란?

미래의 의술은
수정파동요법

3. 수정의 수맥차단 / 전자파 차단
   1) 수맥차단기구(수정파동율려기구)
   2) 수정 펜들럼을 통한 직관력 개발(다우징)
   3) 수정요법 수혜자 잠자리 살피기

4. 수정파동 치유 사례

5. 수정파동요법 경험일지

6. 집필을 마치며

〈참고문헌〉

1. 차크라란 무엇인가?

차크라는 산스크리트어로 우주를 움직이는 수레바퀴 또는 지혜의 수레, 우리말로는 칠성각 또는 별들의 기둥이라 한다.

이 7개의 차크라는 기본적으로 생명을 움직이는 기본축이며, 대들보이며, 인체에서는 7개의 내분비선이다.

차크라는 우주의 에너지 통로이자 관문이며 생명에너지[氣]가 유입되어 생명을 유지하고 활용하는 중요한 에너지의 중추이다. 이것은 살아있는 은하, 행성뿐만 아니라 모든 인간의 몸속에 빛의 형상으로 존재한다. 이곳은 각각 일곱 빛깔의 무지개로 이곳을 통해 회오리치듯 에너지가 유입되는데 그 역할도 정신적인 영역, 감정적·육체적 기능 등 인간의 몸으로서 다양한 경험을 통해 흡수할 수 있도록 한다.

인간의 태초 모습은 빛나는 신의 형상과 같았다. 차크라의 형상도 지금과 다른 12개로 찬란히 빛났으나 과도한 부정의 기운이 흡입되어 스스로를 정화시키지 못하고 변질시켜 7개의 차크라만 남게 되었다고 한다. 그러나 앞으로 다가오는 우주인간의 시대에는 완벽한 12개의 차크라를 되찾게 된다.

요가 수행자들은 물질의 차원을 뛰어넘어 정신과 육체의 작용을 관장하고 조절해주는 에너지 중추가 있음을 일찍 밝혀왔다. 그만큼 차크라는 중요한 에너지 중추기관이다. 차크라가 건강할 때는 밝고 큰 빛을 내지만 병들고 빙의되어 있을 때는 어두운 빛깔의 오라나 일그러진 형태로 보이게 된다. 이는 몸에 앞선 마음의 작용에 따른 결과라 할 수 있으며 영육의 균형이 조화를 이루지 못해 깨어진 상태가 바로 질병을 부르게 되는 것이다.

차크라를 건강한 상태로 유지하는 방법은 순수한 마음과 세상을 바라보는 마음의 눈을 바꾸는 것이다. 항상 긍정적인 사고와 이해득실의 판단 없이 세상일을 관조하다 보면 우주의 흐름을 바로 이해하고 따를 수 있게 된다. 차크라는 에너지만 조절해주는 것이 아닌 영적각성(靈的覺醒)을 일으키는 더 큰 의미로 존재하는 것이다.

우리 인간의 생사(生과 死)는 몸과 마음과 영혼이 깨어나기 위해 차크라가 원운동에서 직선운동으로 반복운동을 계속 하고 있다. 그리고 태아도 다양한 차크라 단계를 거친다. 입태 시부터 원운동을 하며 성숙하여 탄생과 동시에 차크라는 직선운동으로 바뀐 삶을 산다. 그리고 직선운동 속에서도 원운동을 계속하면서 생명을 유지하고 있는 것이다.

인체의 7 차크라

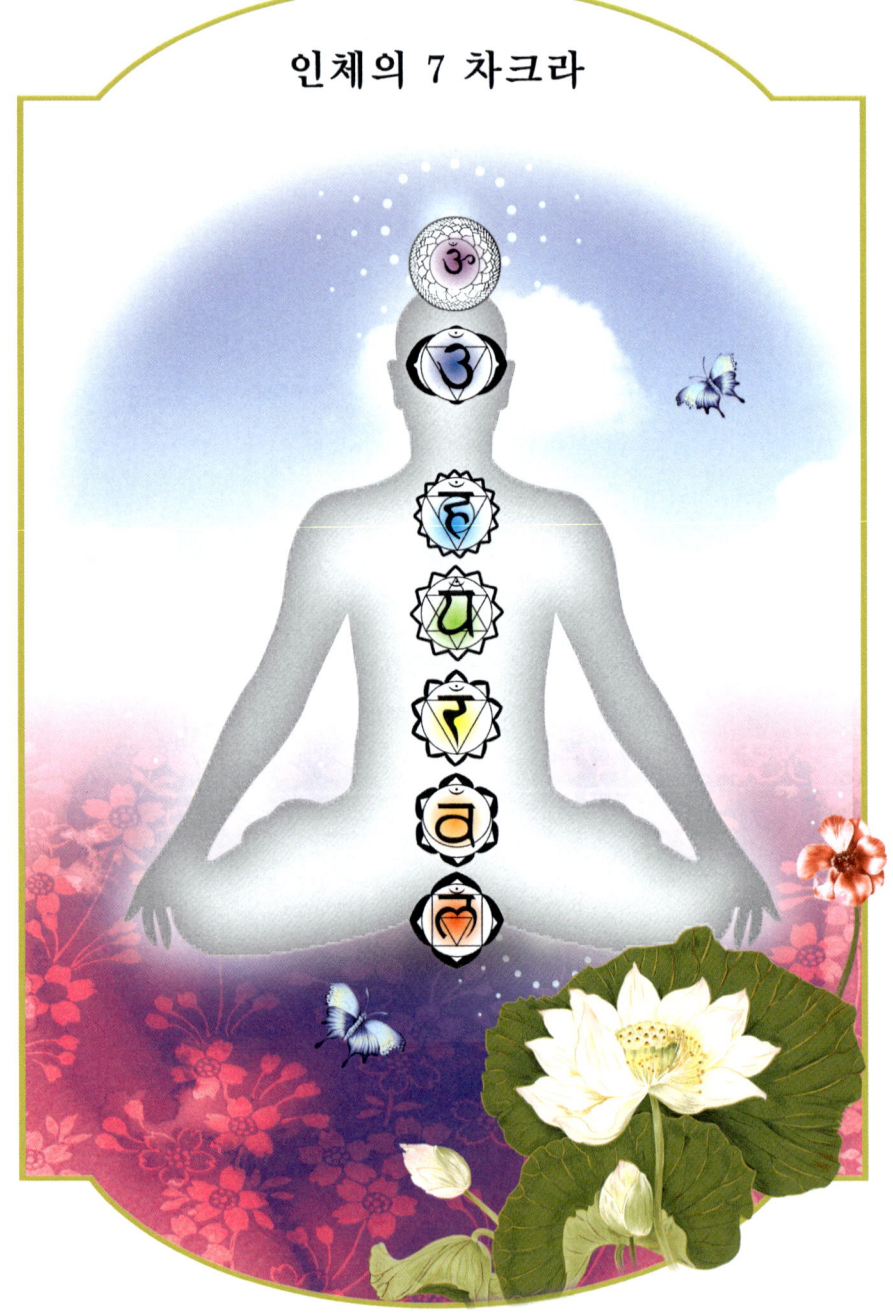

1 차크라

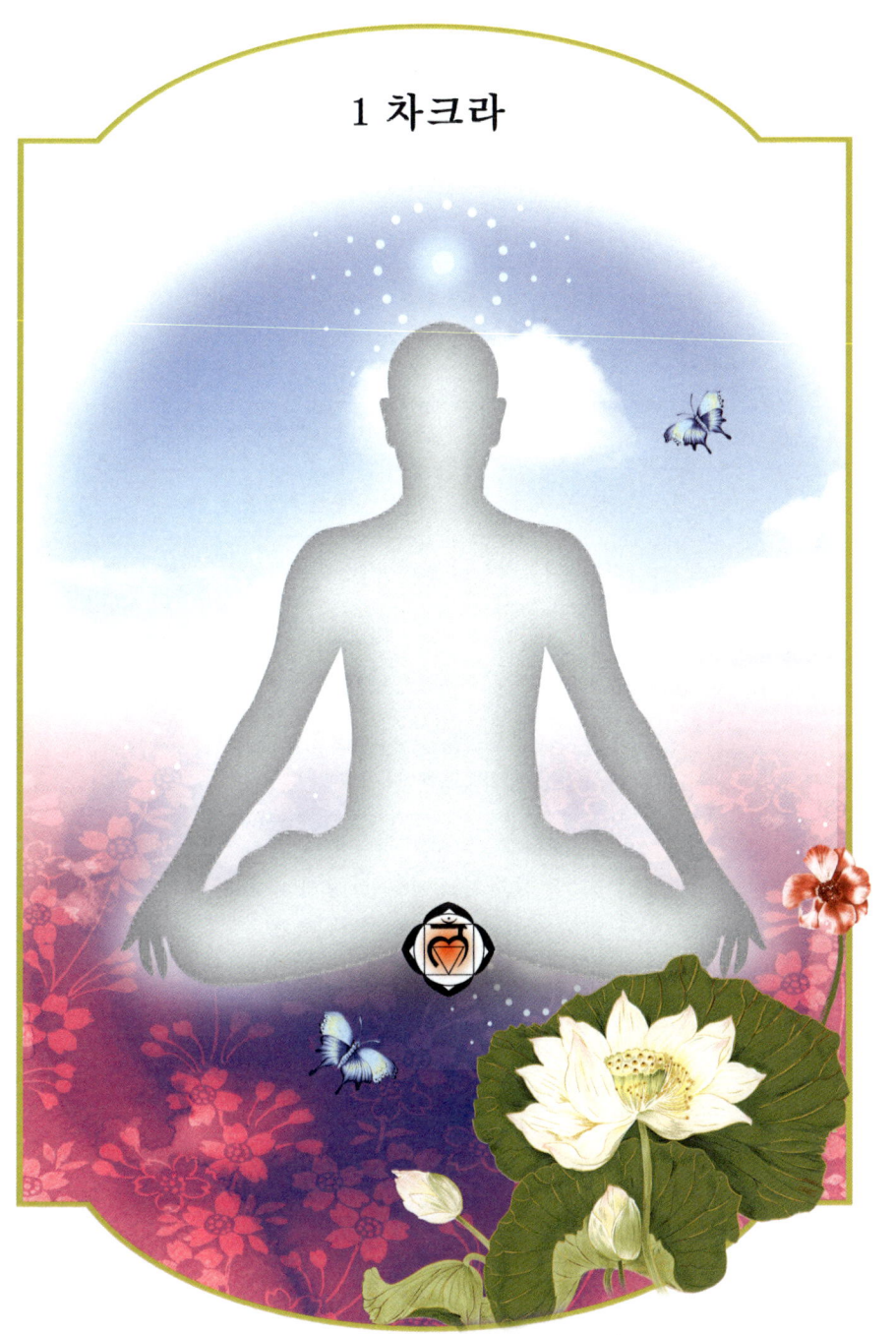

1) 제1 차크라(Mladhara Chakra)

제1차크라 / 물라다라, 옥문, Root, 기초차크라	
위 치	회음, 미저골
상 징	빨강 / 열정의 빛 / 후각 / 토성 / 4잎의 연꽃
지배원소	지(地) / 황색 / 쿤달리니가 잠든 곳 / 생식기능을 지배
발달단계	생후 6개월까지 / 생존기 / 첫 번째 탄생 / 육체의 탄생
관련기관	척추, 뼈, 장, 부신, 손발톱, 전립선, 세포증식
기능과 특징	인체의 배설작용, 생명력, 생존력, 자기보호력, Tribal Community
기본욕구	생존욕구, 종족본능, 결속본능(부모, 이성)
심리적 특성	늘 사랑받지 못한다고 비관함 성공, 인정, 안정의 욕구
이상증세	자기중심적 이기적, 불안, 분노, 척추장애, 변비, 내분비장애 음식, 설탕, 알코올, 약물, 섹스 중독증 소멸공포, 과거집착, 불만족, 사회적 종교적 규율 거부
관련 보석	마노, 혈석, 가닛, 붉은 산호, 루비
관련 호르몬	아드레날린, 노르아드레날린
만트라	람(LAM)
아로마	삼목, 정향
회전 방향	여성 : 왼쪽 / 남성 : 오른쪽

- 7차크라를 통해 받아들인 천기(天氣)와 발 차크라를 통해 받아들인 지기(地氣)를 모아 수승화강을 하는 시작점이며 순수한 생명에너지로 모든 창조와 생명의 근원이다. 정확한 위치는 생식기와 항문의 중간 부위로 '회음'이라고 한다. 신장과 척추의 기능에 관여하여 그 기능이 원활하게 작용할 수 있도록 해준다.

- 기초 차크라라고 하며 쿤달리니 에너지가 내재해 있는 자리, 생식 호르몬과 밀접한 관계를 가지며 내재된 감정은 안정의 욕구이며 육체수준의 에너지다.

- 안정, 근본, 성에너지, 삶의 강한 의지

2 차크라

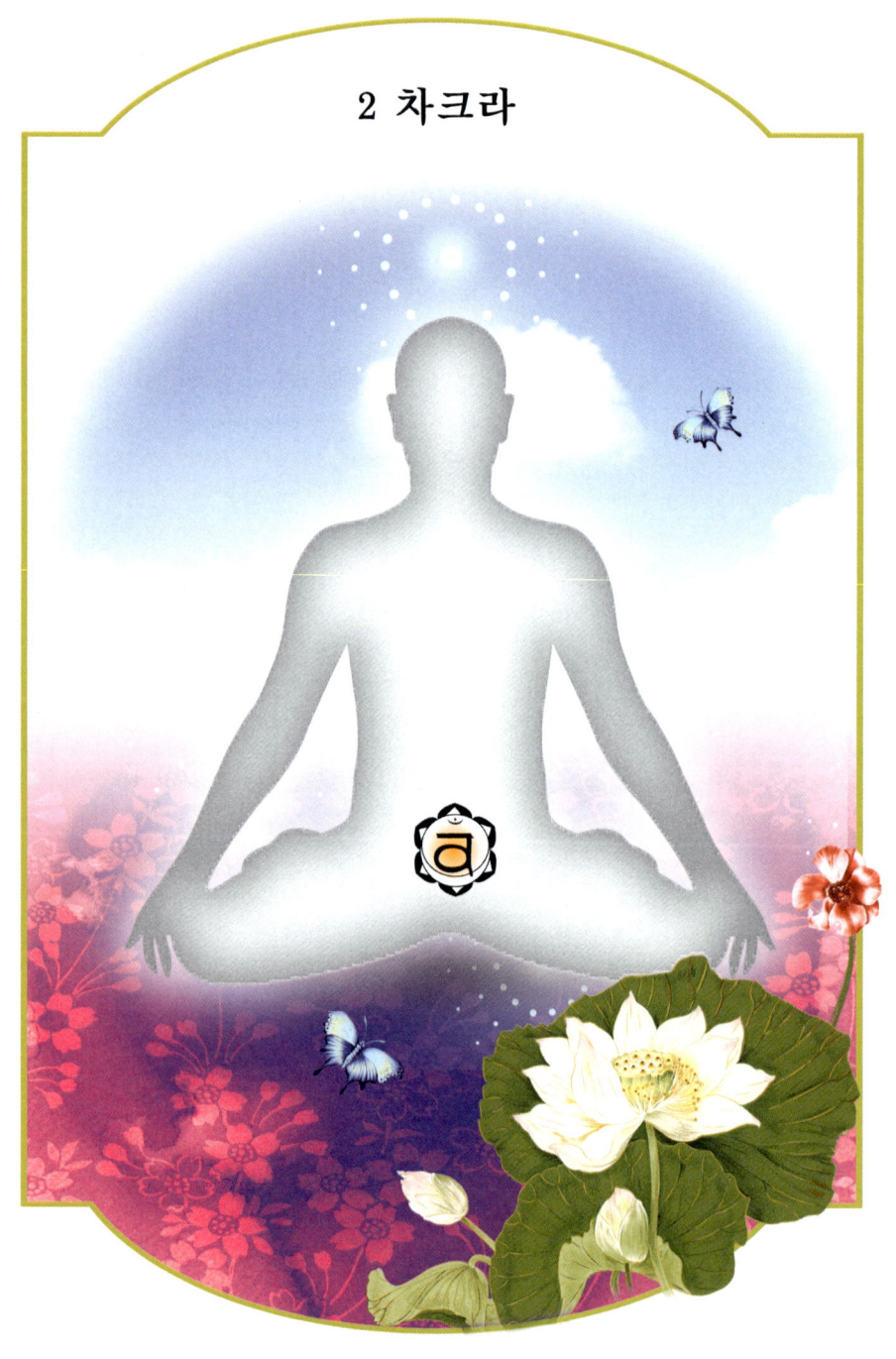

2) 제2 차크라

제2차크라 / 스와디스타나, 자궁 지궁, Sexual / 천골 차크라/ 십자중추 땅의 에너지를 받아들이고 탁기 배출, 모든 생명이 태동하고 탄생시키는 곳	
위 치	하단전, 방광
상 징	주홍 / 창조적 빛 / 미각 / 목성 / 6잎의 꽃잎
지배원소	수(水) / 백색 / 욕망을 지배
발달단계	생후 6~18개월까지 / 탐험기 / 육체를 키우고 돌보는 자리
관련기관	전립선, 생식기, 방광, 자궁, 난소
기능과 특징	출산(생식), 성(性) 에너지 / 육체의 힘과 활력 / Relationship Power
기본욕구	건강, 욕망, 즐거움, 정열, 감정, 성적 사랑, 인정의 욕구
심리적 특성	삶의 애착, 질투심, 경쟁심, 부끄러움, 판단 정죄, 피해 의식 등이 자란다.
이상증세	음식과 성의 탐욕 혼돈, 목적의식 상실, 질투 자궁, 방광 질환 단백질의 불균형, 분노, 잘 넘어짐, 주의산만, 집중력 부족(ADHD)
관련 보석	홍옥수, 월장석, 블루재스퍼, 래드재스퍼
관련 호르몬	에스트로겐, 테스토스테론
만트라	밤(VAM)
아로마	일랑일랑, 전단나무

- 제2 차크라는 발바닥(족심)에서 올라온 지기(地氣)와 7차크라의 호흡을 통해 받아들인 에너지가 만나 수승화강을 이루고 우리 인체의 정(精)을 만드는 것이다. 생식을 통해 새로운 생명을 탄생시키고 인류를 번창하게 만들어 더욱 진보된 문화와 문명을 창조하게 되는 것이고 이것은 우주의 본성 중 하나라고 할 수 있다. 이곳의 위치는 신장, 방광 주위에 있으며 창조적인 영감을 샘솟아나게 하고 이성으로서의 매력과 아름다움을 간직하게 하여 음양의 합일을 도모한다.

- 수승화강, 생명의 잉태, 독소의 배출

3 차크라

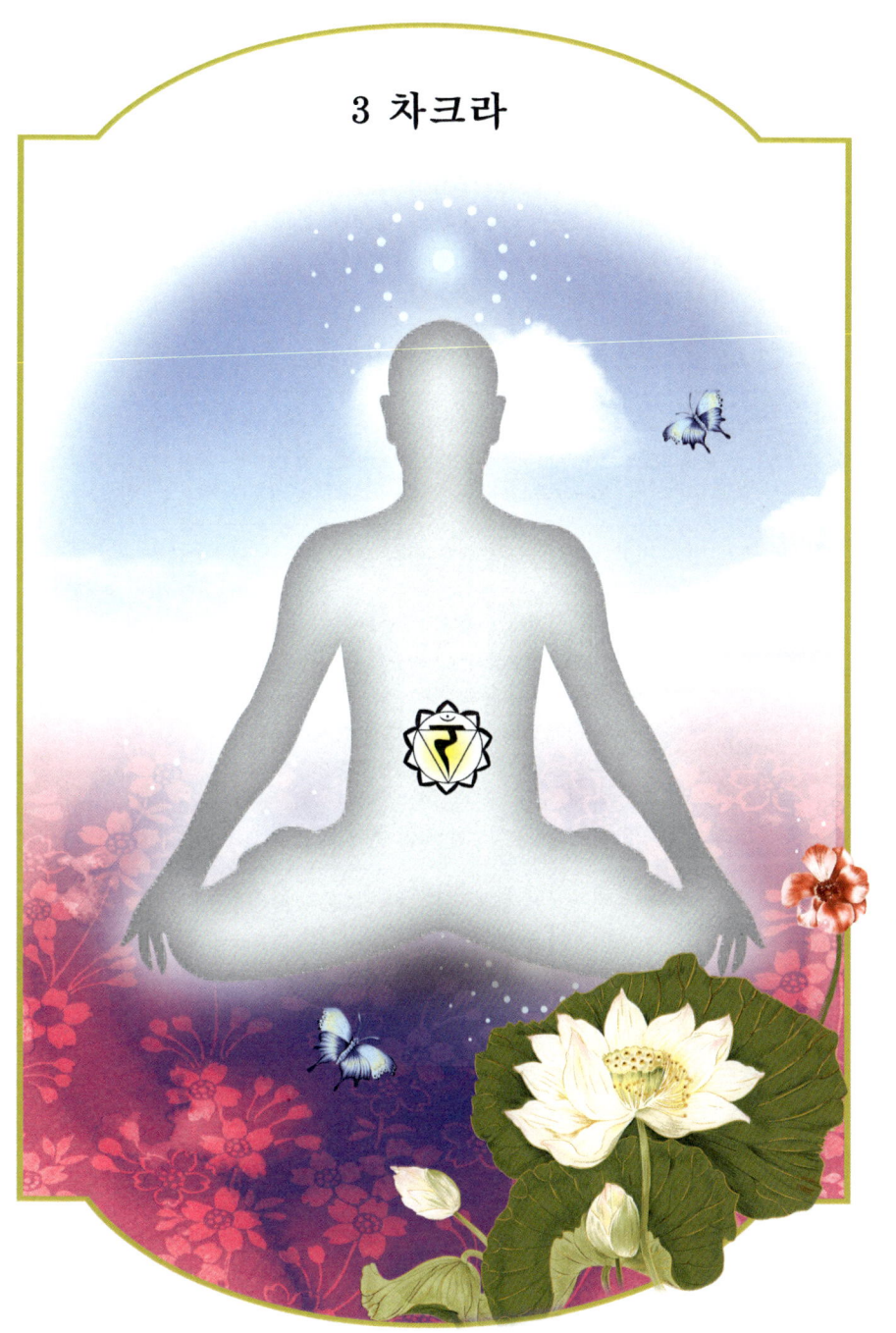

3) 제3 차크라

\multicolumn{2}{c}{제3차크라 / 마니푸라 차크라 / 태양신경총 차크라 / 배꼽 중추 차크라 육체의 원동력이 되는 에너지 생산}
위 치	중완(배꼽 조금 위)
상 징	주황 / 생명의 빛 / 시각 / 화성 / 10잎의 꽃잎
지배원소	화(火) / 적색 / 소화력을 지배
발달단계	18~36개월까지 / 미숙기 / 육체적 건강의 완성
관련기관	아드레날린선, 위장, 비장, 신장, 간장, 췌장
기능과 특징	교감신경계, 신체대사 / 소화증진, 정서 / Personal Power
기본욕구	의지와 힘의 자기조절, 권위, 욕망의 표출 인정·지배의 욕구, 존재의 구축
심리적 특성	문제해결능력 / 힘, 의심, 욕망, 공포, 죄책감, 열등감
이상증세	의욕상실, 울화, 공포, 미움, 위장, 간장 질환을 비롯한 소화기 질환
관련색깔	황금빛 노란색
관련 보석	호안석, 호박, 노란 토파즈, 황수정
관련 호르몬	인슐린
만트라	람(LAM)
아로마	라벤더, 로즈마리, 베르가못

- 육체에 뿌리를 둔 자아와 감정에 연결된 차크라이며 신체의 기능 조절을 담당한다. 욕망과 절제의 감정에 관여하며 생존에 필요한 생명에너지를 공급하며 외부의식과 스트레스에 민감하게 반응한다.

- 태양신경총 차크라라고 하며 부신, 췌장, 비장, 위장, 간장 등 신체 내의 모든 중요한 생리기관을 조화시키는 역할을 담당한다. 위장기능이 떨어지며 의욕이 감퇴되어 1, 2차크라가 생의 욕구에 대한 의욕의 상실이 일어나며 3차크라는 일에 대한 의욕의 상실이 일어난다. 무병, 소화 작용

4 차크라

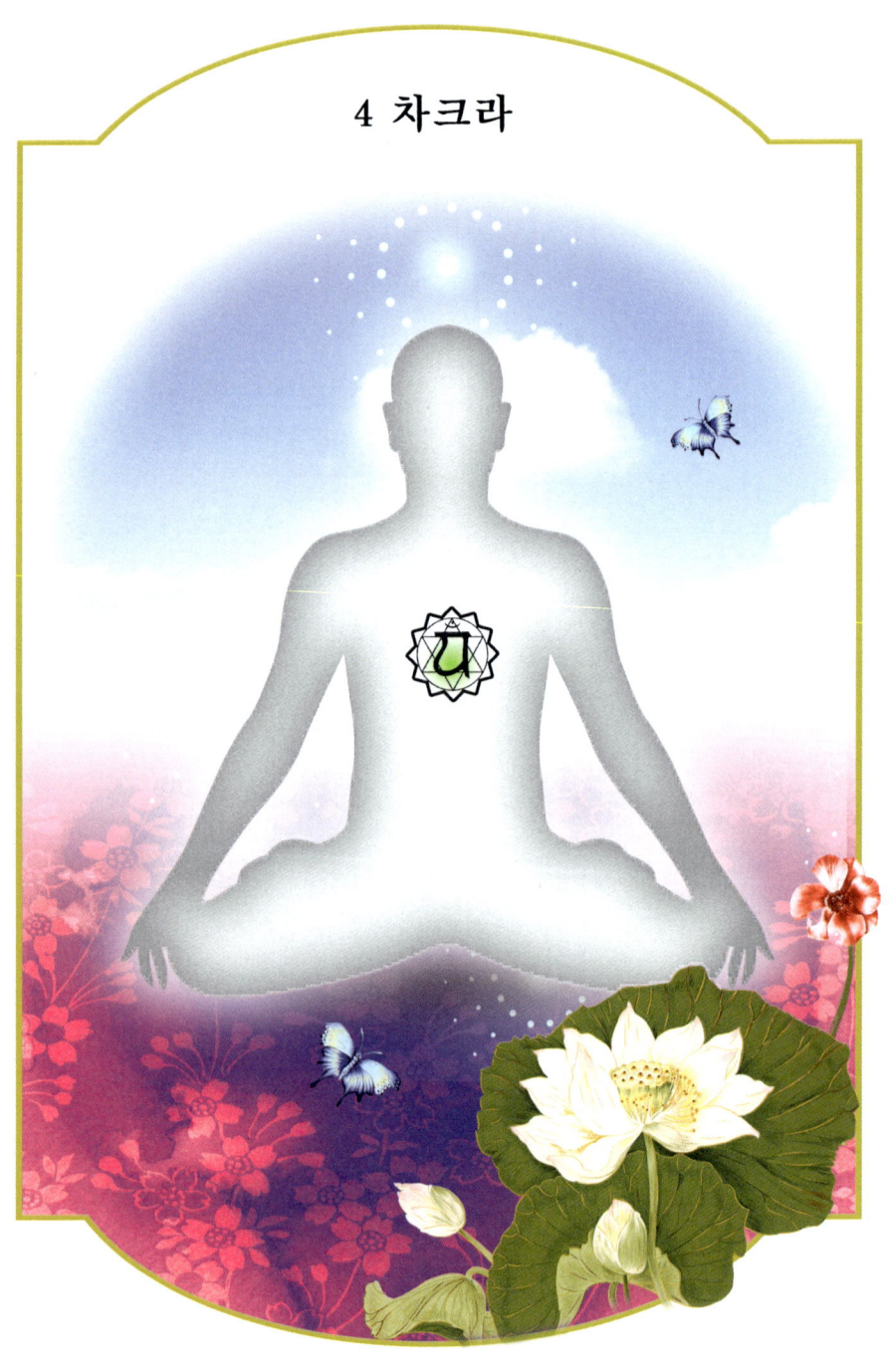

4) 제4 차크라

	제4차크라 / 아나하타 차크라, 심궁, 인궁, Heart / 가슴 차크라 심장 부위에 자리하며 사랑의 마음의 감정을 일으키는 곳
위 치	전중, 중단전(가슴 중간 심장 부위)
상 징	노랑 / 사랑의 빛 / 촉각 / 금성 / 얌(YAM) / 12잎의 연꽃
지배원소	풍(風) / 회색 / 심폐 지배
발달단계	3~7세 / 발달기 / 양심, 인간적인 성품의 발현
관련기관	흉선, 횡경막, 심장, 폐 순환계
기능과 특성	생명력을 자아와 연결 혈액순환, 피와 근육에 활력 부여 Love Center
기본욕구	사랑, 동정, 나눔, 진실한 참여, 박애, 헌신, 치유
심리적 특성	연민, 용서, 이해, 무조건적인 사랑, 정열, 정직, 성실, 책임감
이상증세	사랑의 억압, 정서적 불안, 균형의 상실 심장순환계 질환 졸도, 인후통, 관절염
관련색깔	녹색 / 분홍색 / 금색
관련 보석	에메랄드 / 녹색 옥 / 장미석영 / 분홍색 전기석
관련 호르몬	흉선 호르몬
만트라	얌(YAM)
아로마	장미오일

- 심장 부위에 자리하며 5, 6, 7차크라의 정신에너지와 1, 2, 3차크라의 육신 에너지가 교신하며 각성되면 사랑과 자비를 일으키며 언제나 긍정적이다. 이곳은 인간의 본성자리로 영혼이 머무는 곳이며 쿤달리니 에너지가 완성되어 깨달음의 정수가 쏟아져 들어와 신적인 의식을 각성한다. 심장과 폐, 순환기계통이 연관되어 있으며 질병에 대한 면역력과 내분비계에도 영향을 미친다.

- 심장 차크라는 사랑과 헌신의 에너지 중추이다. 가슴의 한복판, 중단전에 위치하고 있으며 심과 폐를 관장하며 4차크라가 약하면 항상 불안하고 초조함을 느낀다. 내재된 감정은 사랑, 믿음, 헌신이다. 균형적 수준의 에너지다.

- 자비, 사랑, 영혼의 안식처, 용서, 성실

5 차크라

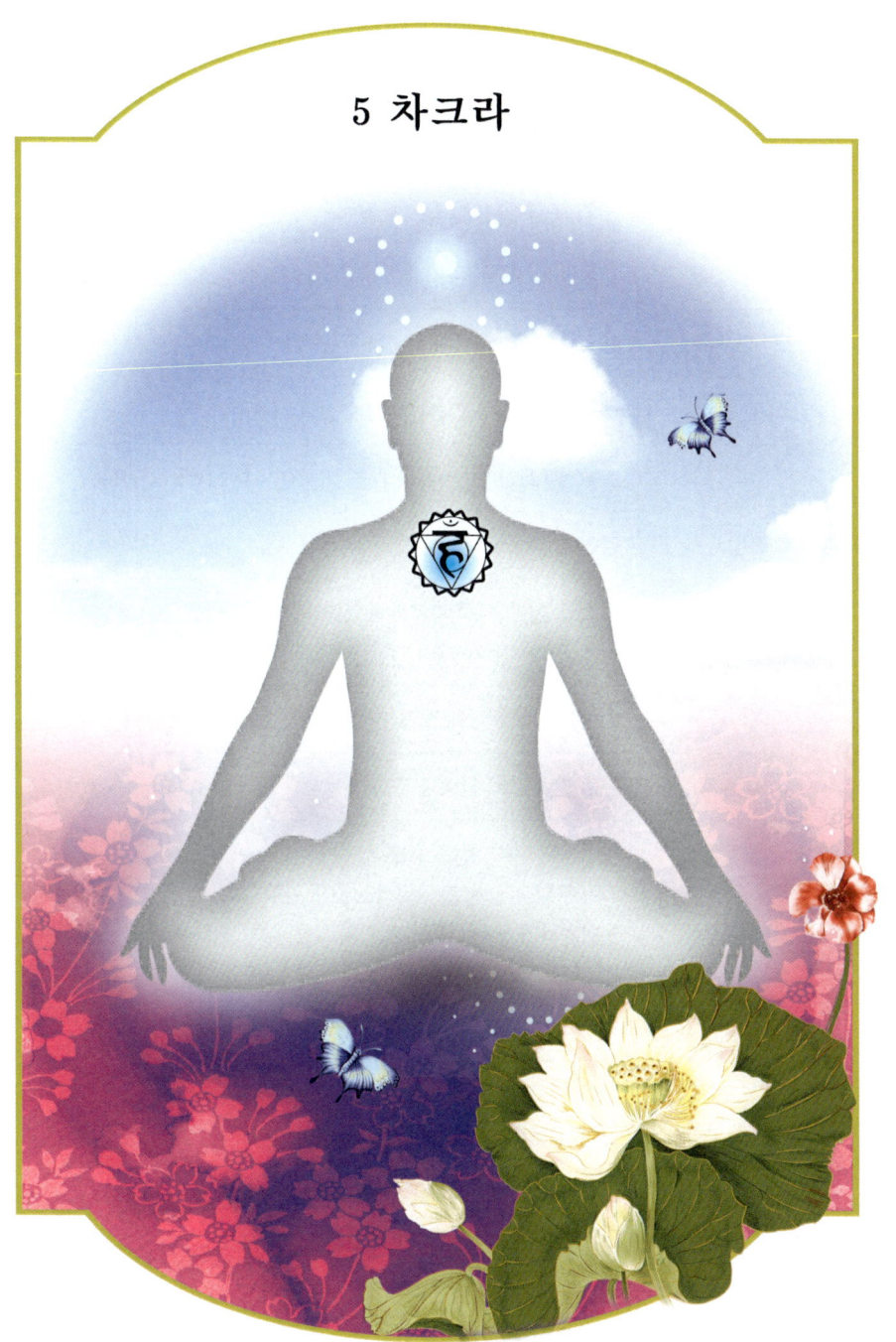

5) 제5 차크라

	제5차크라 / 비슈다차크라 / 혼문, 목 차크라 자신의 의사를 전달하고 나의 존재를 알림과 진동음을 발산
위 치	갑상선(목 중간 부위)
상 징	16잎의 연꽃 / 평화의 빛 / 청각 / 수성
지배원소	공포(空, 에테르) / 청백색 / 갑상선을 지배
발달단계	7~12세 / 성장기 / 영혼의 관문, 내적인 힘을 선택하는 관문
관련기관	갑상선, 목, 구강, 열병
기능과 특징	목소리, 언변, 상하 차크라의 연결, 예능적 기능을 표현 / Want, Need, Expression
기본욕구	언변력, 진실한 대화, 신뢰, 친절, 집안과 문화, 개성에 대한 배움
심리적 특성	부드러움, 평화, 균형과 조화
이상증세	협상능력 부족, 혈압, 두통 과거와 미래에 살고, 권위적인 것에 반항 웅변의 부족, 침울, 무지, 지식의 오용, 갑상선 질환
관련색깔	옅은 청색
관련 보석	남옥, 터키석, 옥수
관련 분비기관	갑상선, 부갑상선
관련 호르몬	티록신
만트라	함(HAM)
아로마	세이지, 유칼립투스

- 목은 소리를 내는 기관인데 이를 통해 자신의 의사를 전달하고 나의 존재를 알림과 진동음을 발산하여 모든 차크라를 울리고 정화시키는 중요한 차크라이다. 또한 영혼과 육신을 연결해주는 다리 역할로서 머리의 중요 호르몬인 뇌하수체와 몸통의 내분비계와 신경계 등의 흐름을 원활하게 해주며 장부의 기혈순환을 조화롭게 한다.
이곳이 잘못되어 기운이 위, 아래로 유통되지 않으면 영혼과 육신의 흐름이 막혀 갑상선이 발생한다. 분노, 집착, 무지를 버려야 육신과 영혼이 소통이 되어 병마의 고충에서 벗어나 완전한 자유를 누릴 수 있다.

- 목 차크라라고 한다. 인후부에 위치하며 갑상선, 상피소체, 타액선을 관장한다. 모든 에너지를 순환히고 정화시키는 억할을 한다. 갑상선은 감정변화에 민감하여 따라서 5차크라가 약하면 감정을 스스로 조절하기 힘들어진다. 내제된 감정은 지성이나 인간적 수준의 에너지이다. 평화, 영혼의 성장

6 차크라

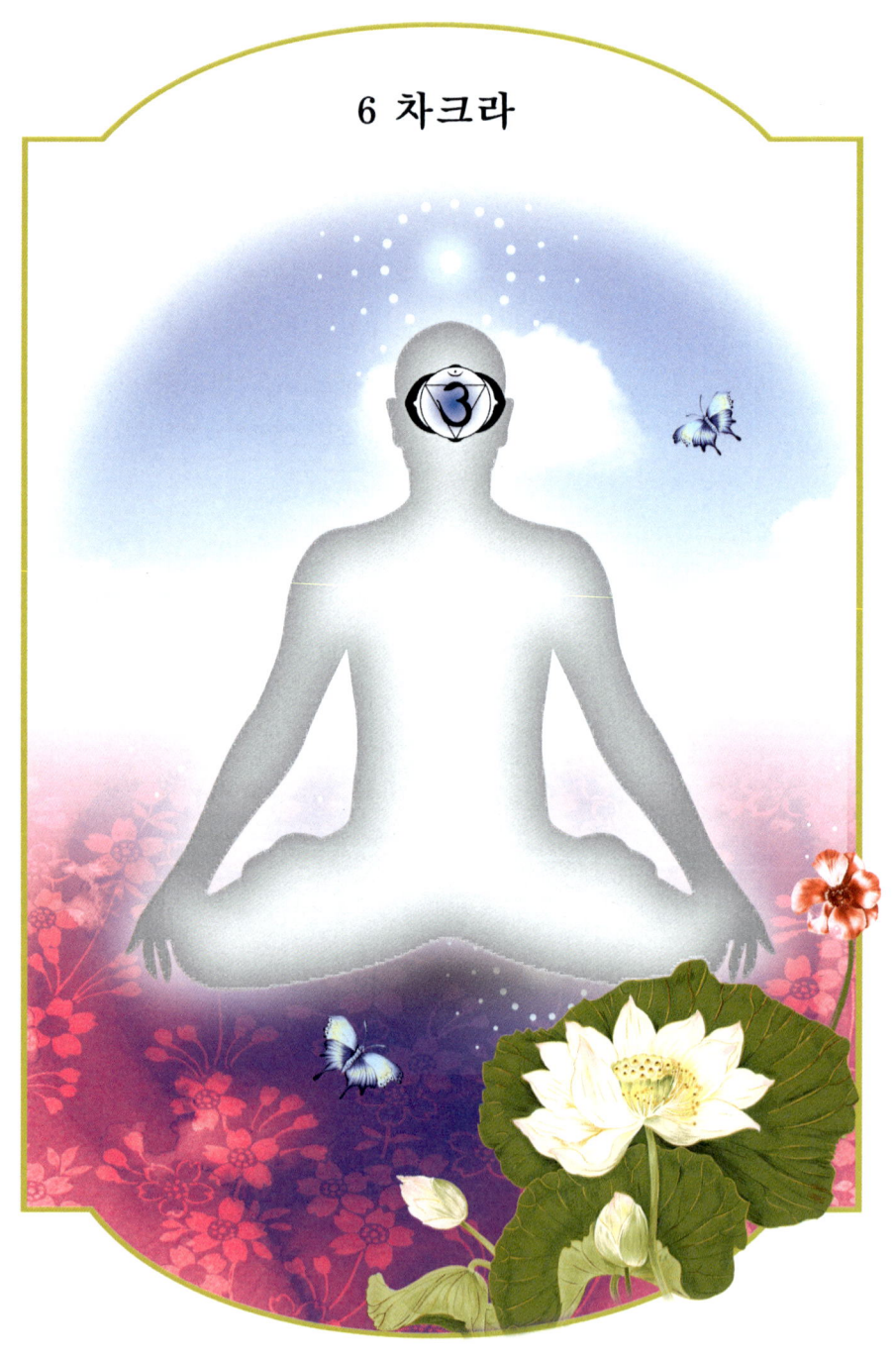

6) 제6 차크라

제6차크라 / 아즈나차크라, 이마 차크라, 명령 차크라, 제3의 눈 제3의 눈이라는 영안의 눈	
위 치	인당, 상단전(이마 중간 부위)
상 징	파랑 / 지혜의 빛 / 태양과 달 / 96잎의 연꽃
지배원소	의식(意識, consciousness) / 은백색 / 모든 자율신경을 지배
발달단계	12~18세 / 성숙기 / 영혼(신성)의 자각, 두 번째 탄생
관련기관	뇌간, 소오가체, 코, 귀
기능과 특징	뇌간, 소뇌 활성 / Guidance
기본욕구	지혜의 근원, 직관력, 정신력 영향 본인신분을 자각, 가족으로부터 독립 빈 마음을 채우려는 욕구
심리적 특성	영혼의 깨달음, 직감, 통찰력, 창작, 집중, 마음의 평화 고정관념, 관습에서 탈피, 개성 극적인 반항(정부, 권위, 부모, 선생 등)
이상증세	집중력의 부족, 냉소적인 사고방식, 긴장, 두통, 시력 장애, 시행착오를 많이 하는 시기
관련색깔	남색
관련 보석	청금석, 남색 사파이어, 소달라이트
관련 호르몬	바소프레신(뇌의 향이뇨 호르몬)
만트라	크샴(KSHAM)
아로마	박하, 재스민

- 상단전에 해당하면 신성이 머무는 곳이며 이곳이 각성된 사람은 신통력을 얻게 되어 과거와 현재를 넘어 미래까지 볼 수 있다. 그래서 제3의 눈이라 한다. 6차크라가 각성된 사람은 창의적이며 진취적이다.

- 상단전(인당)에 위치하고 있고 모든 존재가 있는 그대로의 정수로 모습을 드러내는 자리이다. 6차크라의 혼이 깨어날 때 진정한 자비로움과 사랑, 측은지심이 생긴다.

- 영성, 비전, 통찰, 창의력

7 차크라

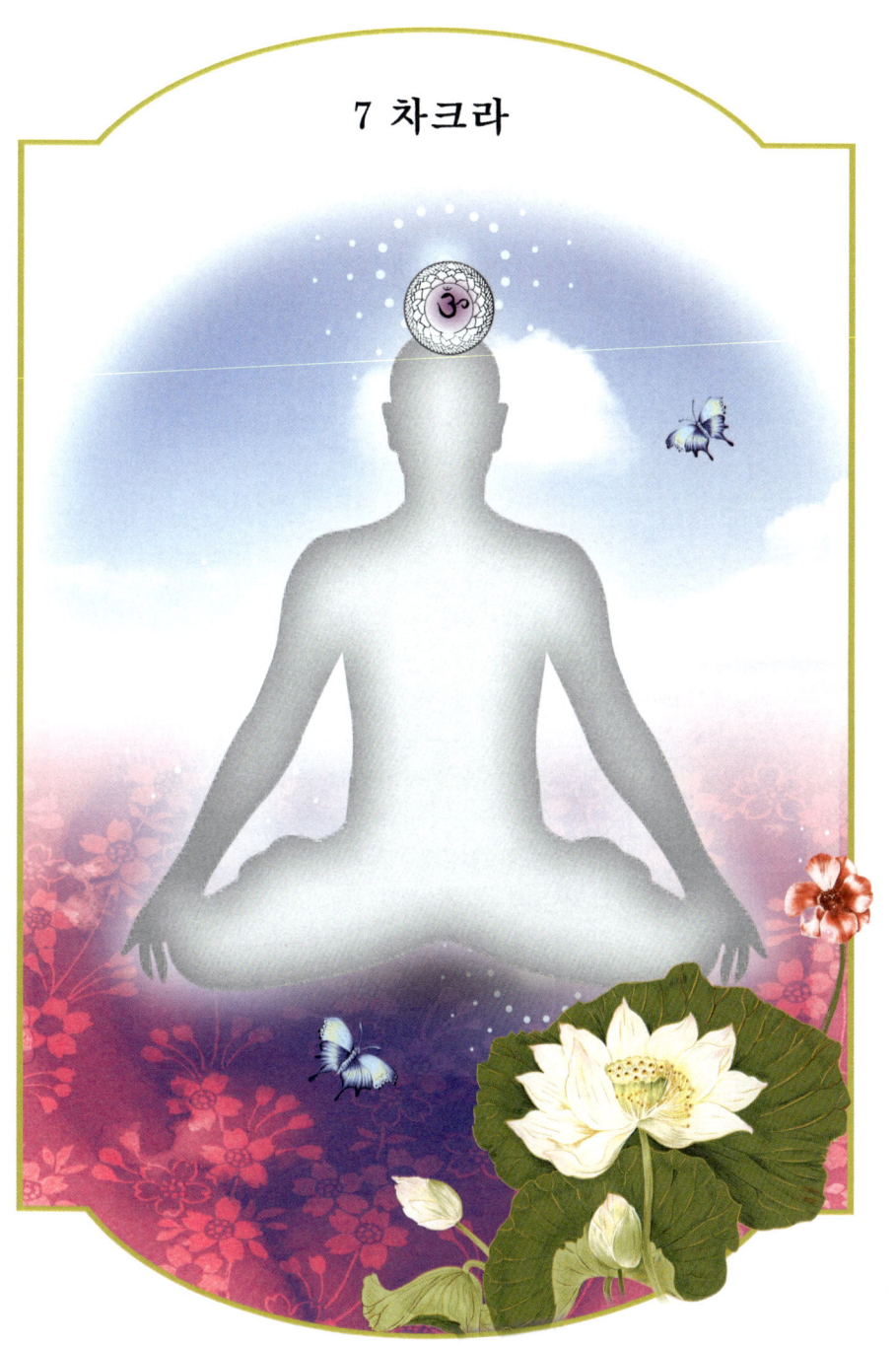

7) 제7 차크라

제7차크라 / 사하스라라차크라, 천문, 대천문, Crown, 왕관차크라	
위 치	백회, 정수리(백회 상부의 공중에 위치)
상 징	보라 / 흰색 / 금색 / 1,000잎의 연꽃
지배원소	브라흐만(해탈) / 투명 / 모든 차크라를 지배
발달단계	18세 이후 / 완숙기 / 천화, 출혼, 세 번째 탄생, 인간완성, 신인합일, 금선탈각
관련기관	뇌하수체, 대뇌피질, 중추신경계
기능과 특징	대뇌 활성, 해탈의 근원
기본욕구	신성, 자아의 통합, 지혜와 영감, 시공을 초월한 의식
심리적 특성	완숙단계, 현실적응력, 의식 세계가 정해지고 신앙적으로 교화되는 시기 자기개발에 수용적, 자기 감정을 컨트롤 할 수 있는 시기
이상증세	혼돈, 노쇠, 영감의 부족, 정신병
관련 보석	자수정, 수정
관련 호르몬	세라토민(엔타라민)
만트라	옴(OM)
아로마	올리바늄, 연꽃

- 우주파 생명에너지가 유입되는 첫 번째 관문으로 육체적 · 정신적 · 영적인 통합이 이루어지는 본연의 자리다. 머리(정수리)에 위치하며 마치 천 개의 꽃잎이 겹쳐 핀 형상을 하고 있으며 왕관 차크라라고도 불린다.

- 6차크라와 7차크라는 깊은 연관성을 가지고 있다. 6차크라(송파선)가 각성되어야 7차크라가 열린다.

- 머리의 중앙 백회에 위치해 있고 송과체와 시상하부를 관장한다. 6개의 차크라들이 잘 운행되고 조절되면 스스로 빛을 발한다. 성인들의 머리 주위에 비치는 후광은 사실 이 7차크라의 빛이며 오라(aura)라고도 한다. 요가를 행하는 이들의 가장 이루고사 하는 최고의 자리이며, 쿤달리니가 내재된 감정은 완전한 합일이다. 진리에 다다른 순수의 에너지이다.
- 신성, 초월, 존재, 진리, 행복

● 참고서적

  * 크리스탈 바이블(The crystal bible 2/Judy Hall)

8) 일곱 가지 차크라와 자연의 만남

차크라	명칭	보석	색깔	음	관련요가	관련 아로마
첫 번째 차크라	기초 차크라, 물라다라 차크라	루비, 가닛, 산호, 혈석	붉은색	도	하타 요가, 쿤달리니 요가	삼목, 정향
두 번째 차크라	천골 차크라, 스와디스타나 차크라	홍옥수, 월장석	오렌지색	레	박티 요가	일랑일랑 오일, 전단나무
세 번째 차크라	태양신경총 차크라, 마니푸라 차크라	황수정, 노란 토파즈, 호박, 호안석	노란색, 금빛 노란색	미	탄트라 요가	로즈마리, 라벤더, 베르가모트
네 번째 차크라	가슴 차크라, 아나하타 차크라	에메랄드, 녹색 옥, 장미석영, 분홍색 전기석	녹색, 분홍색, 금색	파	카르마 요가	장미 오일
다섯 번째 차크라	차크라, 목 차크라, 비슈다 차크라	남옥, 터키석, 옥수	옅은 청색	솔	만트라 요가	유칼립투스, 세이지
여섯 번째 차크라	차크라, 제3의 눈 차크라, 아갸나 차크라	소달라이트, 청금석, 남색 사파이어	남색, 노랑, 보라	라	가나 요가, 안트라 요가	재스민, 박하
일곱 번째 차크라	차크라, 왕관 차크라, 사하스라라 차크라	자수정	보라, 흰색, 금색	시	(초월)	연꽃, 올라비눔

2. 수정(水晶)이란?

- 수정은 순수한 규산이 결정으로 자라서 만들어진 것으로 규산광산 같이 규산이 많이 있는 곳에서 옛날에 바위가 형성될 당시 온도가 높아서 녹아 있는 상태에서 서서히 식으면서 결정이 형성되어 다른 불순물이 없이 순수하게 규산만의 결정으로 자라서 물처럼 깨끗한 결정이 생긴 것이다.

- 수정의 가장 큰 특징은 진동을 한다는 것이다. 수정은 외부로부터 압력을 가하면 결정의 양단에 전기적인 분극이 생기고 압전기 현상으로 불리는 진동이 나타난다. 1초간 32.788㎑의 진동수로 진동하게 된다.
수정은 광물 중에서 가장 순수한 화학조성을 가졌으며, 물리적 성질이 일정하다. 이러한 진동 특성은 '쿼츠'라고 불리며, 시계나 송수신기의 발진기로서 사용된다. 또한 수정은 육각구조이며 인체의 기본적인 분자구조도 육각형이다. 우리 몸의 대부분을 이루고 있는 물을 통해 수정의 진동은 우리 몸의 분자에 영향을 미치며 수정과 공명, 진동을 하게 된다. 그러므로 수정의 에너지는 직접적으로 우리 몸에 영향을 미칠 수 있게 된다.
우리 몸의 DNA가 나선형을 이루고 있듯이 수정의 구조도 나선형의 결정구조를 이루고 있는데 이 나선형의 구조 때문에 수정이 지구상에서 가장 강력하게 에너지를 증폭하는 광물이며 동시에 가장 강력한 힐링의 능력을 가지게 되었다.

- 수정은 우주로부터 에너지를 받아들이고 활성화시키며 축적하고 변화시켜주며 증폭시켜 뇌의 기능을 자극하고 모든 종류의 의식을 활성화시켜 명상에 탁월한 영향을 주고 영혼에 조화를 가져다준다.

- 침이나 치유 도구의 끝을 수정으로 감싸면 그 효과가 20% 이상 높아진다. 킬리안 사진에서 보면 수정을 손에 올려놓고 사진을 찍었을 때 생체전기장이 두 배로 증가하였다.

- 수정은 면역체계를 자극하고 신체가 밸런스를 이루게 하며 수정요법사는 어떠한 상태에서도 사용 가능하며 면역체계를 자극하고 신체가 밸런스를 이루게 한다.

우리나라에서 수정힐링이라고 하면 수정요법을 말하는데 외국에서 수정힐링 이라고 하면 대개 수정류에 속하는 모든 광물을 가지고 하는 요법을 말한다.

다이아몬드, 에메랄드, 진주, 비취, 루비 등 고가의 돌들도 색깔에 따라 돌의 효능에 따라 모두 보석요법에 쓰인다.

아직 우리나라에서 제대로 보석요법을 쓰는 곳은 없는데 생활수준이 나아지고 보석의 가치에 눈떠가면서 보석의 경제적인 가치와 더불어 보석이 지닌 힘에 대해 관심을 가지는 분들이 늘어나면서 보석요법 치유가 점점 증가할 것으로 본다.

1) 수정은 왜 육각으로만 자랄까?

서양 물리학에서 원래 수정은 순수한 규산 성분이라고 밝혔다. 그래서 자연 상태에서 순수한 규산이 결정으로 자라 만들어진 것이라 했다. 원소 기호는 SiO_2이며 순수하게 자란 물처럼 깨끗한 결정을 수정(水晶)이라 한다.

서양 과학에서는 수정은 왜 4각, 5각 등의 다른 결정의 형태로 자라지 않고 정육각 기둥으로만 자라는지는 밝히지 못한다. 동양의 오육교 역도에서만 밝힐 수 있다.

좋은 물이나 눈[雪]은 평면의 정육각형이다. 평면의 정육각형에 불순물이 섞이지 않고 자라기 때문에 육각기둥으로 자란다.

모든 만물의 근원인 맑은 물은 불순물이 없는 순수한 결정이다. 여기에 만물의 원소가 다양한 비율로 혼합되어 다양한 결정을 가진 생물체로 탄생된다. 다양한 생명체는 지축이 23.5°기울어진 우주에서 삶을 영위하기 위해 끊임없이 움직이고 있다.

인간과 동물은 끊임없이 병의 고충에서 벗어나기 위해 노력하고 있고, 식물은 다양한 형태의 가지와 잎으로 뻗어나며 고충에서 벗어나려고 한다.

그러나 수정은 육각기둥으로 불순물이 섞이지 않은 정육각의 맑은 파동이며 이 파동을 우리 인체의 파동에 흡수하여 병마로 찌든 나쁜 파동을 걷어내기 위해 활용한다. 불순물이 개입되어 4각, 5각 등으로 변하면 다른 파동이 될 것이다. 수정의 파동은 나쁜 마음으로 활용하면 안 된다. 진실하고 감사한 마음으로 도움을 청해야 한다.

진정성이 없는 수정의 활용은 자연과 하늘에 죄를 짓는다는 것을 명심해야 한다. 왜냐하면 수정은 만물의 근원이므로……

2) 수정의 종류

(1) 천연수정
자연에서 얻어진 원석형태 그대로이거나 원석을 여러 가지 형태로 가공한 수정. 불순물이 없이 순수한 규산 결정이 자라서 수정(水晶)이 된다.

(2) 발진자수정
수정의 씨앗을 착화시켜 지속적으로 수정을 이루는 물질을 첨가시켜 수정을 크게 자라게 하는 방법으로 맑기나 투명도가 아주 높다. 발진자수정은 단독으로 발진하지 못하고 주변에 TR이나 능동소자를 덧붙여 Feedback을 곁들여 발진시켜야 한다. TR이나 IC 등의 능동소자를 동작하기 위해 직류전원(DC)을 사용해야 한다.

(3) 용융수정
모양이 반듯하지 않은 수정이나 수정자갈 같은 것을 고열로 녹여 다시 응고시킨 수정으로 육방정계의 결정이 사라진 가장 낮은 질의 수정.

● 백수정(Starseed Quartz)

물처럼 무색투명한 수정이다. 규소와 산소 이외의 것이 전혀 섞여있지 않지만 결정의 순도에 따라 우유와 같은 유백색을 띠거나 은백색과 같은 모양이 들어 있는 것처럼 보이거나 내부에 금이 가 있어서 무지갯빛을 내는 수정도 있다.

백수정은 여러 용도로 사용할 수 있는 가장 일반적인 수정으로서 부정성을 제거하며 에너지와 정보를 받고 보내고 증폭시키며 저장한다.

백수정은 집중력과 직관력을 기르는 데 아주 좋은 도구이며 흰빛은 모든 칼라의 빛을 포함하고 있으므로 모든 차크라 명상 시 인체의 모든 차크라에 대응할 수 있다.

효과 : 모든 차크라에 작용하여 마음을 안정시키고 머리를 맑게 하여 정신력 및 집중력 향상, 인간관계를 원만하게 해주며 영적인 능력을 배양한다.

● 자수정(Amethyst)

미량의 철 성분이 함유되어 있어 보라색으로 나타나며 짙은 자주색까지 색상이 다양하다. 자수정은 파워풀하고 보호 작용이 뛰어나며 아주 높은 정신적인 파동을 지니고 있는 돌로, 정신적인 공격을 방어해주며 에너지를 사랑으로 바꾸어준다.

자연적인 신경 진정제이며 자수정의 고요하고 침착한 성격은 의식을 높은 상태로 유지토록 해준다. 명상 시에도 어떤 높은 수준을 유지하도록 해주며 강한 힘과 정화능력을 지니고 있으며 정신적인 인식능력을 강화해준다. 자수정은 감정적으로 중심을 잘 잡도록 해주고 화, 분노, 공포, 근심을 쫓아버리고 슬픔과 비탄을 완화시킨다.

　가장 영적인 돌로서 신의 사랑을 더욱더 깨닫게 해주고 자신의 근원에 대한 통찰과 영적인 지혜와 직관력을 증진시키는 것을 도와준다.

　효과 : 호르몬의 생성을 도와주어 내분비계를 조율하는 데 도움이 된다. 장기(臟器)와 면역시스템의 독소를 제거하고 기능을 증진시키며 혈액을 정화하는 능력이 뛰어나다. 오라를 정화하며 부정적인 에너지를 정화하여 목과 크라운 차크라를 자극한다.

● 연수정(Smoky Quartz)

　수정 속에 들어 있는 알루미늄 성분이 땅속의 방사선에 쪼여 투명한 수정의 안쪽에 연기가 끼여 있는 것처럼 보이는 것에서 담갈색의 투명하거나 암갈색 반투명의 색을 띠거나 흑색을 띠는 것까지 있다.

　특히 흑색을 띠는 연수정은 대개 빛을 흡수하는 다른 검은 돌과는 달리 빛을 끌어들여 반사한다. 연수정의 흑색에는 녹색이나 황색이 포함되어 있는데 흑색이 진할수록 더 고귀한 빛을 발산하는데, 연기가 특히 강한 것을 '흑수정' 이라 부르며 스코틀랜드에서는 이 흑수정을 '모라온' 이라고 부른다.

　연수정은 지구에 발을 디디고 사는 데 도움을 주는 수정으로 베이스 차크라(1차크라)를 활성화시켜주며 육체와 정신의 안정에 좋다.

　정신적인 에너지를 그라운딩 시키고 부정적인 파동을 무력화시킴으로써 연수정은 수맥, 나쁜 지맥, 전자기장 등을 막아주며 모든 레벨에서 독소를 제거해주며 공간에 긍정적인 에너지를 가져와서 스트레스를 없애 고요한 마음으로 견딜 수 있게 도와준다.

효과 : 연수정은 복부, 엉덩이, 다리의 통증이나 병에 좋으며 고통을 경감시키고 두통도 경감시킨다. 회음부 근처의 물라다라 차크라의 치유에 사용하면 생존 본능을 활성화하는 효과가 있다.

● 장미수정(Rose Quartz)

티타늄이나 망간이 포함되어 있어 부드러운 핑크색을 띠는 장미수정은 육각기둥 형태의 원석이 드물고 보통 괴상으로 크게 산출된다.

사랑을 부르는 수정이라고 하는데 진실한 사랑에 대해서 가르쳐주는 수정으로 우리의 가슴속에 사랑과 연민과 부드러움과 가장 인간다운 감정을 일깨워주는 수정이다.

장미수정은 우리의 가슴을 힐링하고 사랑을 받아들이게 하며 가슴의 순수성을 지키고 회복하게 도와준다. 그 과정에서 우리는 사랑의 진정한 의미, 집착이 없는 자유로운 사랑, 있는 그대로 보여주는 사랑, 조건 없는 사랑을 배우게 되며 그 결과 사랑의 능력을 가지게 된다.

효과: 심장과 순환기계를 강하게 해주며 몸의 체액과 혈액에서 독소를 정화한다.

● 황수정(Citrine)

엷은 금색에서 오렌지색을 띠는데 자수정과 같이 철분이 섞여 있지만 철 이온의 전하가 자수정과는 다르기 때문에 황색을 띤다.

황수정은 부정적인 에너지를 흡수해서 변화시킨 후에 그 에너지를 내뿜어서 지구로 돌려보내므로 정화가 필요 없는 수정이다.

태양신경총 차크라(제3 차크라)의 균형을 잡아주며 지구의 생명을 육성하는 태양처럼 따스한 생명력으로 충만하여 상처받은 자를 위로하고 소생시키는 힘을 가지고 있다. 자기존중과 자기 확신을 증진시키고 파괴적인 경향을 제거하며 개성을 강하게 해준다. 또한 동기부여를 유발해 실제 행동에 옮기도록 해주며 창조성을 개발시키고 자기를 표현하는 용기를 준다. 새로운 경험을 하는 것을 기쁘게 받아들이는 태도를 갖게 해서 가장 좋은 길이나 방법을 찾기 전에 가능한 모든 길이나 방법을 탐험하는 데 용기를 준다.

효과 : 소화기 계통을 도와주고 독소를 제거해주는 역할과 우리의 무의식속에 있는 공포를 제거하여 완화제 구실을 해준다.

● 녹수정(Aventrine Quartz)

녹수정은 수정이 결정될 때 녹니석이나 각섬석 등이 들어가 같이 결정화된 것으로 전체적으로 녹색이 고르게 나는 것은 드물며 풀이 들어가 있는 것처럼 보여 '풀들이 수정'이라고 한다.

효과 : 가슴 차크라를 열며 부정적인 에너지를 변화시켜 창의성을 촉진시키고 분비계의 균형을 잡아준다.

● 침수정(Rutilated Quartz)

수정의 결정 안에 루틸(금광석)이나 트루말린(전기석), 각섬석 등의 광물이 내포물로 들어간 수정을 말한다. 침상의 광물은 비늘 같은 모양이나 때로는 동물의 털과 같이 부드러운 라인을 보이는 것도 있다.

침수정은 과거로부터 가지고 와서 현재에 병을 일으키는 에너지를 끌어내리는 데 유용하며 그런 과거의 사건에 대한 통찰력을 깊게 한다. 또한 주변이 아니라 일, 인생의 중심에서 살도록 우리의 관점을 이동시키며 우리가 앞서 한 행동의 결과를 이해할 수 있게 도와주며 영혼의 레슨과 현재의 삶의 계획에 관련이 있다.

심리학적으로 침수정은 문제의 본질에 다가가는 것과 방향의 변화를 쉽게 해주며 감정적으로는 어두운 분위기를 누그러뜨려 항우울제로 작용한다. 공포와 공황, 화를 덜어주며 자기혐오를 놓아버리도록 하며 모든 레벨에서 용서하도록 도와준다.

효과 : 호흡기와 기관지에 도움을 주고 갑상선의 밸런스를 맞추도록 자극하며, 세포가 다시 재생되도록 자극하여 상처 부위의 조직이 낫도록 도와준다.

● 트루말린 수정(Tourmaline)

트루말린 수정은 수정 안에 트루말린의 결정이 들어가 같이 형성된 것으로 투명한 수정 안에 대개 침상의 형태를 보이는 투르말린이 들어가 있다. 투르말린과 수정의 특징을 둘 다 가지고 있으며 그라운딩 시키는 데 효과적인 돌로서 신체의 에너지장을 외부의 침입에 대항해서 강하게 하거나 해로운 외부의 영향이 미치지 않게 한다.

두 극성의 조화, 균형을 잡아주며 부정적인 생각과 에너지를 긍정적으로 바꿔준다. 또 심리학적으로 그늘지고 어두운 에너지를 흡수하고 치유해주며 문제를 해결하는 데 아주 효과적인 돌이다.

효과 : 경맥과 에텔체 등 정묘체(subtle body)와 차크라의 균형을 잡아준다.

3) 탄생석(誕生石)이란?

태어난 달을 상징하는 보석. 몸에 지니면 행운과 건강을 가져다준다. 자신에게 맞는 탄생석을 선택하여 그림과 같이 다면체로 가공하여 지니면 가장 많은 기(氣)를 받을 수 있다.

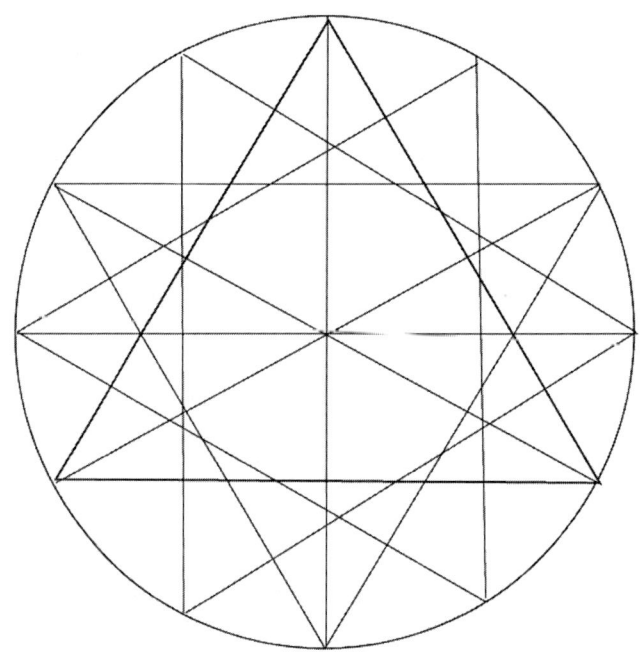

※ 서양에서는 양력으로 탄생석 결정

cf: 동양에서는 음력으로 탄생석을 결정할 수 있으며 입태(入胎) 시 입태석(入胎石)도 우리 인체에 영향을 많이 미치리라 생각한다.

탄생석

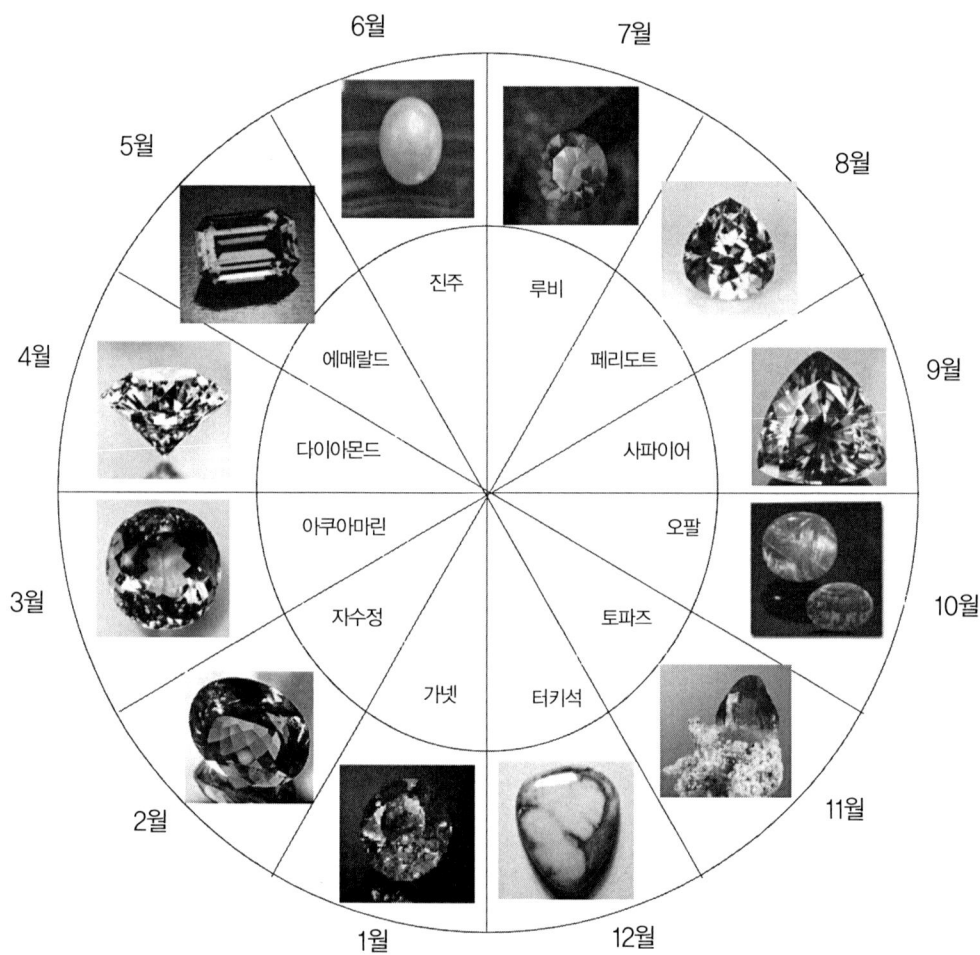

1월 - 가넷(Garnet, 석류석)

- 붉은색
- 의미: 진실, 우애, 정조
- 믿음, 의지(노력과 성과를 승리와 성공으로 이끌어주는 보석)
- 라틴어로 석류열매(granatus)라는 의미를 가지고 있으며 잘 여문 석류 알과 같아서 석류석이라고 부른다.
- 사랑, 성공, 명예를 나타내는데 이는 석류처럼 여무는 결실에 해당한다.
- 가넷을 가지고 있으면 불행을 막아주며 평화와 우애 및 행복을 가져다준다고 생각한다.

2월 - 자수정(Amethyst, 애메시스트)

- 옅은 보라색~짙은 보라색
- 의미: 성실, 마음의 평화
- 그리스어로 '취하지 않게 하다'라는 뜻을 가지고 있으며 고대부터 숙취에좋다고 알려져 있다.
- 귀족 혹은 부자를 상징하는 돌로 알려졌던 대단히 귀한 보석이었음.
- 전염병으로부터 보호해주고 전쟁에 나간 군인은 총탄으로부터 피할 수 있으며 누구나 나쁜 생각을 않게 하는 이 돌이 가진 숨겨진 힘으로 인하여 귀한 보석이 되었다.

● 3월 – 아쿠아마린(Aquamarine, 남옥)

- 남청색
- 의미: 용감, 총명, 침착
- 통찰력과 미래 예견(연인들의 사랑을 부활시키고 보다 깊은 애정을 영위할 수 있게 도와주는 보석)
- 영원한 젊음과 행복을 상징하며 희망과 건강을 갖게 하는 돌
- 성격이 급하고 신경질적인 사람은 아쿠아마린 반지를 끼게 되면 신경이 안정되고 몸의 피로가 풀린다고 한다.

● 4월 – 다이아몬드(Diamond, 금강석)

- 투명색
- 의미 : 영원한 사랑, 불변, 행복
- 보석의 왕 다이아몬드는 탄소의 결정물에 지나지 않지만 지구상에 존재하는 천연 광물질 중 가장 강하다.
- 1캐럿의 다이아몬드를 생산하기 위해 250톤의 자갈과 바위를 캐내야 할만큼 채취가 힘들어 그 가치가 더욱 높다.
- 부와 행복을 가져다주는 행운의 상징이라고 믿었는데 오늘날 결혼식에서 주로 사용된다.

- 5월 에메랄드(Emerald, 취옥)

  - 초록색
  - 의미: 행복, 행운, 정직
  - 베릴(Beryl)이라는 광물 중에서 가장 대표적인 초록색 보석으로, 대자연의 아름다움을 자랑하는 신록의 상징보석이다.
  - 예전에는 이것을 가지고 있으면 사랑이 변치 않으며 다가오는 앞날을 예측할 수 있는 능력이 생긴다고 하여 애용하였다.
  - 누구나 성실해지고 정직해지며 낭비를 멈추어 점차적으로 부를 누리게 된다고 믿었다.

- 6월 진주(Pearl)

  - 은빛(다양)
  - 의미: 건강과 장수, 부를 상징
  - 모래알 혹은 어떤 기생물이 조개 속에 들어갔을 때 이것을 감싸려고 분비한 체액이 쌓여서 이루어진 고통의 덩어리가 진주인데, 조개 속에서 탄생의 아픔을 견디어 낸 결과로 아픔이나 눈물을 상징하기도 함.

7월 루비(Ruby, 홍옥)

- 투명한 붉은색
- 의미: 애정, 정열, 사랑
- 코런덤(Corundum), 즉 알루미늄 옥사이드 강옥 중에서 붉은색의 투명한 돌을 루비라고 부르며, 그 외의 것은 모두 사파이어라고 부른다. 루비는 코런덤 중에서 가장 고가로 취급된다.
- 혈색과 화색이 합쳐진 루비는 소유하는 사람마다 용기를 북돋워 주며 몸에 상처를 입지 않도록 보호해주는 역할을 하고 상처를 입어 피 흘리는 사람에게는 지혈 작용을 한다.

8월 페리도트(Peridot, 감람석)

- 투명한 황록색
- 의미: 부부의 행복, 친구와의 화합
- 어둠으로부터의 도피, 해방
- 운석 중에도 발견이 되므로 태양이 인간에게 준 돌이라 하여 부적처럼 몸에 지니면 무서운 어둠과 공포, 근심, 걱정, 악몽에서 벗어날 수 있다고 믿었다.

9월 사파이어(Sapphire, 청옥)

- 가을 하늘을 연상케 하는 투명한 푸른색
- 의미: 성실, 진실, 지혜, 덕망
- 바티칸 교황청의 추기경 전원이 사파이어 반지를 끼는데, 이것은 12세기 부터 레네스 주교에 의해 시작된 전통으로 오랜 역사 속에 성직자의 오른손 중지에 끼워져 교회의 상징으로 여겨졌다.
- 루비와 함께 치료의 힘을 가진 돌로 믿어 왔으며 이 돌을 가지게 되면 악으로부터 자유로울 수 있다고 알려지고 있다.

10월 오팔(Opal, 단백석)

- 무지개색
- 의미: 환희, 기쁨, 인내
- 그리스어의 오팔리오스(Opallios)에서 온 말로 '귀한 돌' 이라는 뜻을 가지고 있다.
- 오팔은 보는 각도에 따라 여러 가지 색의 변화를 볼 수 있으며 색이 변화하는 현상을 '색의 유희' 라고 이름 지어 표현하는데 이는 유색효과를 나타내는 것이다. 유색현상에 따라 오팔의 품질차이는 상당히 달라지는데 오랜세월이 지나면 불투명해지기도 하며 유색효과가 줄어들고 희게 변하기도 한다. 오팔의 생명과 가치는 유색효과와 강도에 따라 결정지어진다.

● 11월 토파즈(Topaz, 황옥)

- 담황색이 대표적(다양한 색이 있다)으로 희귀하다.
- 의미: 희망, 우정
- 토파즈는 대단히 희귀하고 아름다운 보석이나 '옐로시츄린' 같이 산출량이 많은 노란색 돌이 토파즈로 바뀌어 거래되다보니 흔한 돌로 잘못 인식이 되어버렸다.
- 불을 의미하는 산스크리트어 'tapas'에서 유래되었는데 황옥이라 불리는 임페리얼 토파즈(imperial topas)는 23주년 결혼기념식의 보석이기도 하다.

● 12월 터키석(Turquoise)

- 구리의 함량에 따라 하늘색에서 녹색을 띤 청색까지 다양한 색
- 의미: 행운, 성공, 친근감
- 터키석이란 이름은 13세기에 최초로 사용되었고 '터키나라의 보석'이라는 뜻으로 프랑스어 'Pierre Turquoise'에서 유래되었다고 한다.
- 여행의 부적으로 만일에 대비에 몸을 보호해준다고 전함

3. 수정의 수맥차단/전자파 차단

1) 수맥차단기구[수정파동율려(律呂)기구]

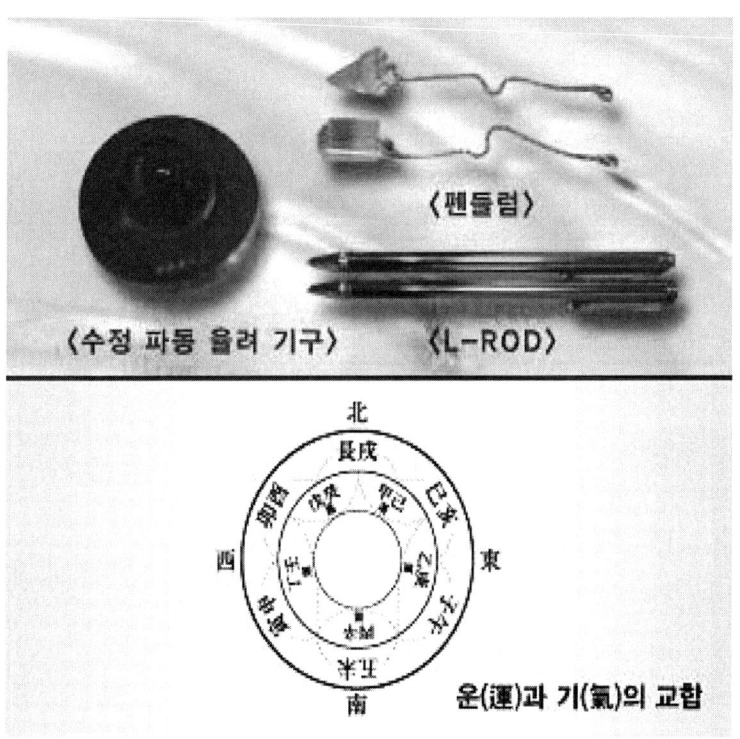

운(運)과 기(氣)의 교합

특허: 디자인제   호외 10여종 호
      실용원제

〈수맥이란 무엇인가?〉

물은 우리에게 중요한 생명의 원천이다. 지상에 흐르는 물은 양수(陽水)라 하고 지하에 흐르는 물은 음수(陰水)라 한다.

양수는 우리에게 생명수가 되지만 지하 수맥은 대지에서는 큰 젖줄의 역할을 하지만 부분적으로 동식물이나 우리 인체에 나쁜 영향을 미치기도 한다. 부분적 수맥 위에서는 식물이 자라지 못하며 사람이 생활하거나 잠을 잤을 때 치명적인 피해를 입을 수 있다.

〈수맥 차단하기〉

(1) 바닥에 알루미늄 동판이나 알루미늄 호일 겹쳐 깔기
(2) 수맥차단기(수정파동율려기구)를 물이 흘러오는 방향의 중심에 놓는다. 'A' 지점에 놓아 수맥을 차단한다.

- 천연수정으로 만든 수맥차단기구는 반영구적이다. 다른 광물의 합성이나 인위적으로 제조한 기(氣) 차단재는 대부분 기차단 효과가 감소하지만 수정파동율려기구는 기차단 효과가 영구적이며 변하지 않는다.
- 수정파동율려기구는 운(運)과 기(氣)의 교합의 정상적 활동을 도우며 사람의 피가 혈관을 통해 온몸에 흘러 생명을 유지시키고 몸을 성장시키듯이 땅속 수맥의 흐름을 조절하여 대자연의 동식물을 가꾸고 성장시키는 데 도움을 준다.

〈수맥 찾기〉

(1) 정신 집중력과 직관력 훈련
(2) 수맥이 흐르는 지점 찾기

● L-ROD 사용
(1) 물이 흘러오는 방향 L-ROD X자로 교차
(2) 물이 흐르는 양쪽 옆 방향 L-ROD X 자로 교차
(3) 물이 흘러가는 쪽 무반응

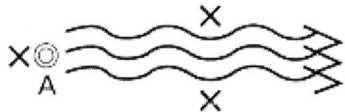

● 펜들럼(수정추)을 이용(고도의 집중력 요구)
 - 흐름 방향 찾기 L-ROD와 같다.
 - 수맥의 깊이 측정
(1) 수정은 동물과 식물처럼 의식을 갖지 않기 때문에 거부하지 않는다. 순수하고 간절하면 반드시 따른다.
(2) 마음속으로 한 바퀴는 1m라고 정한 후 지시한다. 다섯 바퀴 돌면 5m 깊이에 흐른다. 물의 양을 알아보려면 임의적으로 한 바퀴를 1톤이나 10톤으로 정한 후 지시한다. 그리고 환산하여 양을 측정한다.

2) 수정 펜들럼을 통한 직관력 개발(다우징)

인간은 누구나 엄청난 잠재능력을 가지고 있다. 대부분 자신에게 그런 능력이 있음을 깨닫지 못하고 살아가고 있는 것이다.

잠재력을 잘 개발하여 활용한다면 삶이 보다 윤택해질 것이다.

다우징은 주로 직관력 개발로 사용되는 방법이다. 다우징이란 펜들럼을 들고 질문하여 그때 펜들럼의 진동양상을 보고 해답을 얻는 방법을 말한다.

(1) 먼저 펜들럼 추의 끝을 가볍게 잡고
(2) 마음속으로 펜들럼과 약속하고 지시한 사항에 동의하면 오른쪽으로 돌고 동의하지 않으면 왼쪽으로 돌라는 방식으로 질문한다.
(3) 지속적으로 질문을 반복하여 적중률이 높아질수록 직관력이 개발된다.

〈 실험 〉

펜들럼을 고정하여 추의 끝을 달아 매개자(펜들럼 사용자)를 다양한 매개체(재료, 좋은 물질)를 번갈아놓고 실험해보았으나 매개체 펜들럼은 움직이지 않았다. 매개자와 전달자의 파동수가 같아야 하고 전달자가 의지력을 가져야 펜들럼이 지시를 따라 움직인다. 그러므로 매개자는 맑고 순수해야 하며 정확하고 정당한 지시를 해야 한다.

3) 수정요법 수혜자 잠자리 살피기

L-ROD나 펜들럼으로 수혜자의 생활공간이나 잠자리에 수맥파가 없는지 파악하여 수맥파동율려기구로 수맥파 및 다른 종류의 전자파를 차단하고 우주파를 흡수하여 공명하도록 한다.

4. 수정파동 치유 사례

수정파동 치유를 하면서 기적적인 치유를 경험한 사람들이 상당히 많다. 다음은 다양한 사람들이 경험한 치유 사례를 몇 가지 소개한다.

〈사례 1〉 수정파동율려기구의 사용 예

40대 주부로 몸이 극히 쇠약하면서 비장과 간의 병증을 가진 사람으로 수정파동율려기구에 수정파동요법을 하던 중 양 손바닥 속의 수정구가 좌우 회전을 하였다. 왼쪽 회전으로 병증이 걷히고 오른쪽 회전으로 우주파 파동을 받아들였다. 이분은 수정파동요법과 서양의학(병원)의 치유를 병행하면서 현재 상태가 많이 호전되었다.

〈사례 2〉 수정파동율려기구의 사용 예

40대 초반의 주부로 과거 사고현장의 아픈 상처가 무의식 속에 깊이 자리 잡고 있었으며 수정파동요법 시 과거의 사고현장에서 경험한 것과 똑같은 행동을 30~40분간 지속하였다. 수정파동이 과거 무의식 속의 파동과 부딪혀 응어리를 풀기 위해 일어난 사례이다. 이분은 수정파동요법과 병행하여 종교적인 명상과 수련을 병행하면 과거의 아픈 기억이 치유될 것으로 생각된다.

〈사례 3〉 수정파동율려기구의 사용 예

50대 후반의 여성으로 수정파동요법을 하던 중 갑자기 여자의 몸에서 남자의 목소리가 나왔다. 무의식 세계에서 어떤 남자 대상을 우상이나 미움의 대상으로 가지고 있었다고 생각된다. 이분은 종교적인 수련과 명상으로 마음을 비워 집착이나 미움의 대상을 없애는 수련이 필요할 것으로 생각된다.

〈사례 4〉 수정파동온열침대

40대 초반의 주부로 삶에서 오는 스트레스가 제3 차크라, 제4 차크라를 응체시켜 응체된 기(氣)가 경락을 침범하여 연속적으로 약 20회 정도 손을 흔들고 멈추지 않아 강제로 멈추게 하였다. 수정파동요법와 함께 종교적인 명상과 마음수련을 동시에 할 것을 권하였고 지속적인 운동이나 온열요법, 식이요법을 병행하여 완치되었다.

〈사례 5〉 수정파동온열침대

20대 초반의 학생으로 수정파동온열침대 수정파동요법 중 몸이 진동하면서 몸속의 응어리진 파동이 빠져나오면서 수정구를 파괴해 수정구에 크랙(흠)이 생겼다. 이것은 오랜 병고와 억눌림이 발산하여 수정의 파동능력을 초과하였다고 생각된다. 이 학생은 운동이나 참선으로 각성하며 수정파동요법을 병행하여 많이 호전되었다. 음악치유를 겸하면 좋을 것으로 생각된다.

〈사례 6〉 수정파동명상장치 사용 예

- 50대 초반의 남성. 신장과 간 기능 장애로 공황장애 등의 증상이 심한 사람으로 지기(地氣)의 부족을 보충하기 위해 좌선한 상태에

서 오른쪽으로 심하게 몸 전체를 돌려 기(氣)를 보충하였다.
- 동일인으로 다른 체험. 본인의 의지와 상관없이 상체를 숙여 이마를 바닥에 붙이고 20분가량 있었다. 이분은 식품으로 신장과 간의 기운을 보하고 수정파동온열요법을 지속적으로 하여 현재 상태가 많이 호전되었다.

〈사례 7〉 수정파동명상장치의 사용 예

13세의 초등학교 6학년 학생으로 명상장치에서 다양한 빛을 보고 종소리를 듣고는 모든 것을 다 보았다고 함. 무엇을 다 보았는지는 알 수 없음.

수정파동요법 후 평소 학교에서 25점이었던 성적이 수정파동요법 후 75점으로 상승되어 즐거워하였다.

〈사례 8〉 수정파동명상장치의 사용 예

50대 초반의 여성으로 현재의식이 끊어진 자리에서 과거로의 여행을 하며 무의식 세계에서 옛날 일을 기억하고는 현재 마음이 평온해졌으며 2차 경험에서 몸과 마음이 분리되는 경험을 하고 다양한 형상을 보고 난 후 마음도 평안하고 가슴의 통증이 해소되었다고 한다.

그 외 수정파동요법 도중 수많은 사례가 있으나 일일이 열거할 수 없어 몇 가지 사례만 소개하였다.

5. 수정파동요법 경험일지

　현화목님과 손순옥님의 수정파동요법 경험일지를 간략하게 소개합니다. 경험일지는 두 분이 기록한 내용을 그대로 옮겨 기록한 것입니다.

　우리 인체는 정신과 육신의 치유를 동시에 해야 할 필요성이 있습니다. 우리는 삶을 살아가면서 쌓인 가슴속의 응어리진 과거의식을 현재의식으로 불러내어 해소시켜야 합니다. 이 응어리를 해소시키지 않고는 어떤 병이든 절반의 치유밖에 할 수 없습니다.

　수정파동요법은 누구의 도움을 받지 않고도 스스로 치유하는 순수자연파동요법입니다. 여기 기록한 수정파동요법일지를 읽고 스스로 판단하여 심신의 치유를 위해 어떤 생각을 해야 할 것인지는 환자자신이 결정하고 치유계획을 세워 작은 일에도 최선을 다하고 즐거워하며 명상과 참선의 삶을 살도록 노력해야 할 것입니다. 거듭 강조하지만 이 세상에는 어떤 명의와 명약도 없습니다. 자기자신이 마음을 바로세워 노력해야 병마에서 벗어날 수 있습니다.

현화목님의 경험

첫 번째 경험

명상음악을 들으며 가장 편안한 자세로 가부좌하고 두 손을 합장하여 명상에 들었다. 두 눈을 감고 머릿속으로 광명진언을 3번 외우고 반야심경을 외우는 도중 온 몸의 긴장이 풀리고 근육이 이완된 느낌이 드는데 마취한 몸같이 두 눈이 감겨 있지만 머릿속이 까매지면서 정신이 몽롱해지더니 내 몸이 조그마한 구멍속으로 빠져드는 느낌이 들었다.

칠흑 같은 어둠속에서 정신을 찾으려 했는데 더 이상 반야심경 독송이 어려웠다. 갑자기 오른쪽 목구멍이 마르면서(왼쪽은 전혀 느낌이 있지 않고 평소처럼 편안함) 기침이 자꾸 나와서 힘이 들었다. 아무리 참으려고 해도 목이 간질거리고 목이 말라 기침을 4-5번 계속 반복하였다.

등쪽 오른쪽에서 갈고리로 끌어 내리는 찬기운의 느낌, 찬바람이 부는 것처럼 뒤통수쪽을 누가 잡아 당기는 느낌이 들었다.

기침이 멈추면서 눈앞에 보이는 모든 것이 사라졌다. 무거웠던 눈꺼풀이 떠지면서 긴장에서 깨어난 느낌과 시간이 아주 많이 지난 느낌이 들었다.

그런데 몸이 분리되어 하체가 사라진 것 같았으며 몸이 10-20센티 정도 붕뜬 느낌이 나며 엄청나게 밝은 보랏빛에 눈이 부셨다.

두 번째 경험

수정파동 명상장치에 앉자마자 경을 읽고 있는데 갑자기 코끝이 찡해지면서 가슴한구석이 짠하며 가슴이 쥐어짜듯이 답답하고 눈에는 뜨거운 눈물이 하염없이 흐르고 코에는 콧물이 줄줄 흘러 내렸다. 주체가 되지 않을 정도로 훌쩍훌쩍하다가 나도 모르게 펑펑 소리를 내서 울었다.

내가 10대 후반 아버지께 해서는 안 될 엄청나게 심한 말을 해서 아버지의 가슴을 힘들게 하였는데 그때 아버지의 모습(젊은 시절), 행동, 했던 말들이 그때 그대로 영화필름같이 지나가 정말로 힘들었다. 내 나이 50이 넘어가면서 용서받고 참회하고 싶었는데 사는 것이 바쁘다 보니 아버지 살아생전에 진지한 대화를 할 수 가 없었다.

수정파동명상장치에 앉아 있는데 가슴속으로 해서 목구멍위로 뜨거운 무엇인가가 뭉개구름처럼 머리위로, 단전밑으로 양수가 터지는 것 같이 뜨거운 무엇인가가 3번 쑥 빠져나가는 것 같았다. 그리고나서 가슴이 뻥 뚫린것 같아 허전함이 느껴졌다. 선생님께서 육체적인 고통의 병은 물론이고 정신적인 고통의 병도 항상 강조하셨는데 허전한 것이 정상이라시며 지금부터는 좋은 것을 하나하나 채워나가는 인생을 살아갈 것을 당부하셨다.

손순옥님의 경험

첫 번째 경험

수정파동침대에 누웠는데 배가 몹시 아팠다. 며칠전 아팠던 것과 똑같은 통증이 밀려왔으며 뱃속이 요동치며 뻥뻥 뚫리는 느낌이 나더니 가스가 계속 나오고 한참 뒤에 뱃속이 시원해졌다.

두 번째 경험

수정파동침대에 누웠는데 땀을 흠뻑 흘리고 나서 기분이 상쾌해졌다. 그런 후 수정파동명상장치에 앉아있는데 정말 이상한 기분이 들었다. 허리가 꼿꼿하게 세워지면서 하늘로 자꾸 달려가는 기분이 들었는데 함께 듣고 있는 음악도 좋았으며 얼굴엔 웃음이 나고 춤을 추고 싶고, 하늘을 훨훨 나르는 기분이었다. 백회가 뚫렸다고 하시는데 새로운 경험이었다.

세 번째 경험

수정파동치유 중 손을 심하게 흔들었다. 알 수 없는 서러움에 주체할 수 없는 눈물을 흘렸는데 울어도 울어도 끝이 없이 심하게 울었다.

6. 집필을 마치며

  이 책을 쓰면서 나는 차크라에 관한 광대한 지식 중 본인이 개발한 '수정파동기구'들을 우리 민족의 경전인 《천부경》의 원리와 우주파동원리 및 동양철학에 근거하여 기록하였다. 우리에게 우주파동과 차크라에 대한 많은 지식을 전해준 분들께 감사드리고 이 책이 귀중한 생명을 다루는 의료인, 자연의학, 대체의학을 하시는 분들에게 도움이 되길 바라며 이를 토대로 일반인들도 우주의 섭리를 깨닫고 이해한다면 자신의 몸과 마음을 스스로 치유할 수 있을 것이다. 또 다음 세대에 조금이라도 실질적 근원이 제공되어 '수정파동요법'을 수정처럼 맑고 창의적인 분께서 더욱더 발전시키기를 바란다.

  이 책을 출판하기 위해 노고를 아끼지 않은 모든 분들께 감사드리고 교정을 맡은 이소명, 단비 양에게 감사하며 끝으로 수정파동요법의 연구에 물심양면으로 도움을 주신 분들과 수정파동기구 제작에 도움을 주신 분, 이 책을 출간해 주신 에세이퍼블리싱 출판사 여러분께 감사드린다.

2011년 4월
천성산 / 박명기

참고문헌

- 박용규, 『주역에서 침술까지』, 태웅출판사, 2008
- 에모토 마사루 저, 지호진 역, 『물은 답을 알고 있다』, 나무심는 사람(이레), 2006
- 에드가 케이시, 김수현 역, 『삶의 열 가지 해답』, 초롱출판사, 2001
- 우탄다잉, 조영미 외 1명 역, 『어디서 와서 어디로 가는가?』, 행복한 숲, 2006
- 윤용규, 『수정에너지의 신비』, 신농백초, 1999
- 잉거 네스, 김정숙 역, 『컬러에너지』, 슈리크리슈나다스아쉬람, 2006
- 샤릴라샤라먼, 보도 J. 베진스키, 최여원 역, 『차크라 힐링 핸드북』, 슈리크리슈나다스아쉬람, 2008
- 마스터 조곡쉬, 서강익 역, 『사이킥 셀프 디펜스』, 물병자리, 2005
- 최동원, 『우주의학』
- 파드마삼바바, 장순용 역, 『티베트 사자의 서』, 김영사, 2008
- 한동석, 『우주변화의 원리』, 대원출판사, 2001
- 한동석, 『동의수세보원주석』, 대원출판사, 2006
- Judy Hall, 『The Crystal Bible』, F&W Pubns Inc, 2003
- 주디 홀, 『크리스탈 바이블』, 크리스탈환타지, 2010
- 최동환 저, 『삼일신고』, 지혜의 나무, 2000
- 최동환 저, 『한철학』, 지혜의 나무, 2004
- 최동환 저, 『한역(현묘지도)』, 지혜의 나무, 2007
- 최동환 저, 『혼돈과 파천왕』, 지혜의 나무, 2000
- 최동환 저, 『천부경』, 지혜의 나무, 2008
- 주춘재 저, 『황제내경(소문)』, 청홍, 2007
- 주춘재 저, 『황제내경(영추)』, 청홍, 2007
- 미치오 카쿠 저, 박병철 역, 『평행우주』, 김영사, 2006
- 장량두오 저, 김다연 역, 『독소 배출』, 태웅출판사, 2009
- 염용하 저, 『혈액대청소』, 21세기 북스, 2009
- 강진원 저, 『역의 원리』, 정신세계사, 2003
- 강진원 저, 『동양천문이야기』, 정신세계사, 2006
- 초펠스님 저, 『티베트 스승들에게 깨달음의 길을 묻는다면-람림』, 하늘호수, 2005
- 이재숙 저, 이재숙 역, 『우파니샤드 I, II』, 한길사, 1996
- 칼세이건 저, 홍승수 역, 『COSMOS』, 사이언스북스, 2004